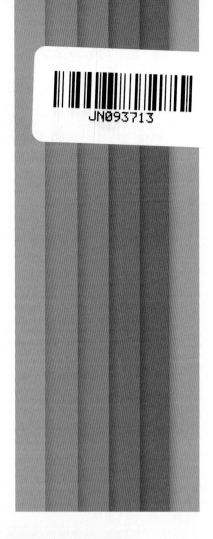

歯科衛生学シリーズ

歯科機器

一般社団法人
全国歯科衛生士教育協議会　監修

医歯薬出版株式会社

● 執　筆（執筆順）

末瀬　一彦	（一社）奈良県歯科医師会会長
頭山　高子	大阪歯科大学歯科衛生士研修センター准教授
大西　　愛	大阪歯科大学医療保健学部口腔保健学科助教
船奥　律子	四国歯科衛生士学院専門学校教務主任
河野　文昭	徳島大学副学長
深山　治久	東京医科歯科大学名誉教授
宮崎　真至	日本大学歯学部歯科保存学第Ⅰ講座教授
志賀　　博	日本歯科大学生命歯学部歯科補綴学第1講座教授
山本　一世	大阪歯科大学歯科保存学講座教授
古市　保志	北海道医療大学歯学部口腔機能修復・再建学系歯周歯内治療学教授
加藤　幸紀	北海道医療大学歯学部口腔機能修復・再建学系歯周歯内治療学講師
森　　真理	北海道医療大学歯学部口腔機能修復・再建学系高度先進保存学分野講師
松村　英雄	日本大学歯学部歯科補綴学第Ⅲ講座特任教授
小泉　寛恭	日本大学歯学部歯科理工学講座准教授
大久保力廣	鶴見大学歯学部有床義歯補綴学講座教授
三浦　英司	鶴見大学歯学部臨床教授
升井　一朗	広瀬病院歯科口腔外科部長
新井　一仁	日本歯科大学生命歯学部歯科矯正学講座教授
鈴木　章弘	日本歯科大学生命歯学部歯科矯正学講座助教
栃木　啓佑	日本歯科大学生命歯学部歯科矯正学講座助教
田中　聖至	日本歯科大学新潟生命歯学部小児歯科学講座准教授
渡邉　文彦	日本歯科大学名誉教授
石田　　瞭	東京歯科大学摂食嚥下リハビリテーション研究室教授
鈴木　哲也	東京医科歯科大学名誉教授

● 編　集（五十音順）

合場千佳子	日本歯科大学東京短期大学歯科衛生学科教授
末瀬　一彦	（一社）奈良県歯科医師会会長
畠中　能子	関西女子短期大学歯科衛生学科教授
升井　一朗	広瀬病院歯科口腔外科部長
松井　恭平	千葉県立保健医療大学名誉教授
山田小枝子	朝日大学歯科衛生士専門学校副校長

This book is originally published in Japanese
under the title of :

SHIKAEISEIGAKU-SHIRĪZU
-SHIKAKIKI
（The Science of Dental Hygiene:
A Series of Textbooks-Dental Equipment）

Edited by The Japan Association for Dental
Hygienist Education

ⓒ　2023　1st ed.

ISHIYAKU PUBLISHERS, INC.

7-10, Honkomagome 1 chome, Bunkyo-ku,
Tokyo 113-8612, Japan

『歯科衛生学シリーズ』の誕生

　全国歯科衛生士教育協議会が監修を行ってきた歯科衛生士養成のための教科書のタイトルを，従来の『最新歯科衛生士教本』から『歯科衛生学シリーズ』に変更させていただくことになりました．2022年度は新たに改訂された教科書2点を，2023年度からはすべての教科書のタイトルを『歯科衛生学シリーズ』とさせていただきます．

　全衛協が監修及び編集を行ってきた教科書としては，『歯科衛生士教本』，『新歯科衛生士教本』，『最新歯科衛生士教本』があり，その時代にあわせて改訂・発刊をしてきました．しかし，これまでの『歯科衛生士教本』には「歯科衛生士」という職種名がついていたため，医療他職種からは職業としての「業務マニュアル」を彷彿させると，たびたび指摘されてきました．さらに，一部の歯科医師からは歯科衛生士の教育に学問は必要ないという誤解を生む素地にもなっていたようです．『歯科衛生学シリーズ』というタイトルには，このような指摘・誤解に応えるとともに学問としての【歯科衛生学】を示す目的もあるのです．

　『歯科衛生学シリーズ』誕生の背景には，全国歯科衛生士教育協議会の2021年5月の総会で承認された「歯科衛生学の体系化」という歯科衛生士の教育および業務に関する大きな改革案の公開があります．この報告では，「口腔の健康を通して全身の健康の維持・増進をはかり，生活の質の向上に資するためのもの」を「歯科衛生」と定義し，この「歯科衛生」を理論と実践の両面から探求する学問が【歯科衛生学】であるとしました．【歯科衛生学】は基礎歯科衛生学・臨床歯科衛生学・社会歯科衛生学の3つの分野から構成されるとしています．また，令和4年には歯科衛生士国家試験出題基準も改定されたことから，各分野の新しい『歯科衛生学シリーズ』の教科書の編集を順次進めております．

　教育年限が3年以上に引き上げられて，短期大学や4年制大学も2桁の数に増加し，「日本歯科衛生教育学会」など【歯科衛生学】の教育に関連する学会も設立され，【歯科衛生学】の体系化も提案された今，自分自身の知識や経験が整理され，視野の広がりは臨床上の疑問を解くための指針ともなり，自分が実践してきた歯科保健・医療・福祉の正当性を検証することも可能となります．日常の身近な問題を見つけ，科学的思考によって自ら問題を解決する能力を養い，歯科衛生業務を展開していくことが令和の時代に求められています．

2023年1月

一般社団法人　全国歯科衛生士教育協議会理事長
眞木　吉信

最新歯科衛生士教本の監修にあたって
―歯科衛生学の確立へ向けて―

　生命科学や科学技術を基盤とした医学・歯学の進歩により，歯科衛生士養成を目的とした教育内容の情報量は著しく増加し，医療分野の専門化と技術の高度化が進んでいます．この間，歯科衛生士の養成教育にも質的・量的な充実が要求され，たび重なる法制上の整備や改正が行われてきました．2005（平成17）年4月には，今日の少子高齢化の進展，医療の高度化・多様化など教育を取り巻く環境の変化に伴い，さらなる歯科衛生士の資質向上をはかることを目的として，歯科衛生士学校養成所指定規則の改正が行われ，2010（平成22）年にすべての養成機関で修業年限が3年制以上となり，2013（平成25）年3月の卒業生はすべて3年以上の教育を受けた者となりました．

　21世紀を担っていく歯科衛生士には，さまざまな課題が課せられています．今日では，健康志向の高まりや口腔機能の重要性が叫ばれるなか，生活習慣病としてのう蝕や歯周病はもちろん，全身疾患，摂食・嚥下障害を有する患者や介護を要する高齢者の増加に対して，これまで以上に予防や食べる機能を重視し，口腔と全身の関係を考慮し他職種と連携しながら対応していくことが求められています．また，新しい歯科材料の開発やインプラントなどの高度先進医療が広く普及するに伴って患者のニーズも多様化しつつあり，それらの技術に関わるメインテナンスなどの新たな知識の習得も必須です．歯科衛生士には，こうした社会的ニーズに則したよりよい支援ができる視点と能力がますます必要になってきており，そのためには業務の基盤となる知識と技術の習得が基本となります．

　平成25年に設立50周年を迎えた全国歯科衛生士教育協議会では，このような社会的要請に対応すべく，活動の一環として，1972（昭和47）年，本協議会最初の編集となる「歯科衛生士教本」，1982（昭和57）年修業年限が2年制化された時期の「改訂歯科衛生士教本」，1991（平成3）年歯科衛生士試験の統一化に対応した「新歯科衛生士教本」を編集しました．そして今回，厚生労働省の「歯科衛生士の資質向上に関する検討会」で提示された内容および上記指定規則改正を踏まえ，本協議会監修の全面改訂版「最新歯科衛生士教本」を発刊するに至りました．

　本シリーズは，歯科衛生士の養成教育に永年携わってこられ，また歯科医療における歯科衛生士の役割などに対して造詣の深い，全国の歯科大学，歯学部，医学部，歯科衛生士養成機関，その他の関係機関の第一線で活躍されている先生方に執筆していただき，同時に内容・記述についての吟味を経て，歯科衛生士を目指す学生に理解しやすいような配慮がなされています．

　本協議会としては，歯科衛生士養成教育の充実発展に寄与することを目的とし

て，2010（平成22）年3月に「ベーシック・モデル・カリキュラム」を作成し，3年制教育への対応をはかりました．その後，2012（平成24）年3月には，著しく膨大化した歯科衛生士の養成教育を「歯科衛生学」としてとらえ，その内容を精選し，歯科衛生士としての基本的な資質と能力を養成するために，卒業までに学生が身に付けておくべき必須の実践能力の到達目標を提示した「歯科衛生学教育コア・カリキュラム」を作成したところです．今後の歯科衛生士教育の伸展と歯科衛生学の確立に向け，本シリーズの教育内容を十分活用され，ひいては国民の健康およびわが国の歯科医療・保健の向上におおいに寄与することを期待しています．

　最後に本シリーズの監修にあたり，多くのご助言とご支援，ご協力を賜りました先生方，ならびに全国の歯科衛生士養成機関の関係者に心より厚く御礼申し上げます．

2017年3月

一般社団法人　全国歯科衛生士教育協議会理事長

眞木　吉信

発刊の辞

　今日，歯科衛生士は，高齢社会に伴う医療問題の変化と歯科衛生士の働く領域の拡大などの流れのなか，大きな転換期に立たされています．基礎となる教育に求められる内容も変化してきており，社会のニーズに対応できる教育を行う必要性から2005（平成17）年4月に歯科衛生士学校養成所指定規則が改正され，歯科衛生士の修業年限は2年以上から3年以上に引き上げられ，2010年4月からは全校が3年以上となりました．

　また，「日本歯科衛生学会」が2006年11月に設立され，歯科衛生士にも学術研究や医療・保健の現場における活躍の成果を発表する場と機会が，飛躍的に拡大しました．さらに，今後ますます変化していく歯科衛生士を取り巻く環境に十分対応しうる歯科衛生士自身のスキルアップが求められています．

　「最新歯科衛生士教本」は上記を鑑み，前シリーズである「新歯科衛生士教本」の内容を見直し，現在の歯科衛生士に必要な最新の内容を盛り込むため，2003年に編集委員会が組織されて検討を進めてまいりましたが，発足以来，社会の変化を背景に，多くの読者からの要望が編集委員会に寄せられるようになりました．そこで，この編集委員会の発展継承をはかり，各分野で歯科衛生士教育に関わる委員を迎えて2008年から編集委員の構成を新たにし，改めて編集方針や既刊の教本も含めた内容の再点検を行うことで，発行体制を強化しました．

　本シリーズでは「考える歯科衛生士」を育てる一助となるよう，読みやすく理解しやすい教本とすることを心がけました．また，到達目標を明示し，用語解説や歯科衛生士にとって重要な内容を別項として記載するなど，新しい体裁を採用しています．

　なお，重要と思われる事項については，他分野の教本と重複して記載してありますが，科目間での整合性をはかるよう努めています．

　この「最新歯科衛生士教本」が教育で有効に活用され，歯科衛生士を目指す学生の知識修得，および日頃の臨床・臨地実習のお役に立つことを願ってやみません．

2017年3月

最新歯科衛生士教本編集委員会

松井恭平*	合場千佳子	遠藤圭子	栗原英見	高阪利美
白鳥たかみ	末瀬一彦	田村清美	戸原　玄	畠中能子
福島正義	藤原愛子	前田健康	眞木吉信	升井一朗
松田裕子	水上美樹	森崎市治郎	山田小枝子	山根　瞳

（*編集委員長，五十音順）

執筆の序

　歯科衛生士教育が昭和24年に体系づけられてから，68年が経過しました．この間，歯科医学・歯科医療の発展に伴い，また社会的なニーズの高まりによって歯科衛生士の養成および教育の質的・量的な充実が図られ，法的な整備・改正も進められ，今日では歯科医療従事者の一員として欠くことのできない専門職の地位が確立されました．とりわけ，超高齢社会を迎えたわが国においては，全身と歯の健康にかかわるエビデンスも蓄積され，歯科医師会や歯科衛生士会の多大なご尽力の結果，8020の達成者の割合が40％近くまで増加してきました．さらに国民の歯科医療に対する要望の多様化，質的な向上が強く求められ，歯科衛生士の役割はますます重要な位置づけにあります．

　歯科衛生士教育においては昭和58年に歯科衛生士養成所教授要綱が改められ，昭和63年に歯科衛生士試験出題基準が示されて以来，逐次改定が行われ，近年では，全国歯科衛生士教育協議会が中心となって歯科衛生学教育コア・カリキュラムの作成も行われ，歯科衛生士教育も時代のニーズに合った，歯科臨床に即した内容に充実されてきました．

　今回，本書を発刊するにあたり，新歯科衛生士教本『歯科診療補助　歯科器械の知識と取り扱い』から最新歯科衛生士教本『歯科機器』に改題させていただきました．

　近年，患者に安心，安全，快適な治療を遂行する目的で歯科機器の開発，発展は目覚ましく，先進的な歯科技術を広く提供できるようになってきました．歯科衛生士は，臨床現場において歯科機器の名称，形態などを把握し，それぞれの機器の用途を正しく理解していなければなりません．さらに医療事故を未然に防ぐための取り扱いの諸注意を認識しておかなければなりません．自らが行う歯科予防処置などの診療行為においては正しい使用法を理解し，安全に使用しなければなりません．また，歯科診療補助においては，歯科医師との絶妙な連携を図るために機器の特徴や構造を理解していなければなりません．本書においては，歯科衛生士に関わるあらゆる歯科機器を網羅したつもりですが，日々進展する歯科医療技術を支える歯科機器が開発されるために，現状における最新の歯科機器を掲載しました．

　本書の執筆にあたっては，各分野の専門家の先生方にお願いして，歯科機器の種類，特徴，用途を中心にまとめていただき，可及的に写真や図を付記することによって理解しやすいように配慮しました．本書は，単なる『歯科機器』の教本としてではなく，あらゆる歯科衛生士教本のサブテキストとして，用語の検索や理解にも利用していただけることが目的でもあります．

　最後になりましたが，教育，臨床にお忙しいところご執筆にご協力いただきました多くの先生方に厚く御礼申し上げます．

2017年3月

編集委員　末瀬一彦

歯科機器
CONTENTS

＊本書の写真はすべて許諾を得て掲載しています.

執筆分担

1章 ・・・・・・・・・・・・・・・・・・ 末瀬一彦	❿─ ・・・・・・・・・・・・・・・・・ 河野文昭
2章 ・・・・・・・・・ 頭山高子, 大西 愛	⓫─・・・・・ 松村英雄, 小泉寛恭
3章 ・・・・・・・・・・・・・・・・・・ 船奥律子	⓬─ ・・・・・ 大久保力廣, 三浦英司
4章	⓭─・・・・・・・・・・・・・・・・・ 升井一朗
❶─ ・・・・・・・・・・・・・・・ 河野文昭	⓮─・・・・・・・新井一仁, 鈴木章弘,
❷〜❸─ ・・・・・・・・・・・・ 深山治久	栃木啓佑
❹─ ・・・・・・・・・・・・・・・ 宮崎真至	⓯─ ・・・・・・・・・・・・・・・・・ 田中聖至
❺─ ・・・・・・・・・・・・・・・ 志賀 博	⓰─ ・・・・・・・・・・・・・・・・・ 渡邉文彦
❻〜❼─ ・・・・・・・・・・・・ 山本一世	⓱─ ・・・・・・・・・・・・・・・・・ 石田 瞭
❽─ ・・・・・・・・古市保志, 加藤幸紀	5章 ・・・・・・・・・・・・・・・・・・ 鈴木哲也
❾─ ・・・・・・・・古市保志, 森 真理	

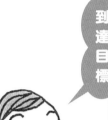

1章 歯科診療における機器の概説

到達目標

❶歯科医療機器の分類について説明できる.
❷歯科用ユニットの設備品について説明できる.
❸CAD/CAMテクノロジーのメリットについて説明できる.

❶─歯科診療における機器の管理と整理

　国民に安全，安心，信頼できる歯科医療を提供し，口腔機能の改善，維持向上を図るためには，歯科診療室における機器の取り扱いとメインテナンスが重要である．とりわけ歯科診療において，種々な歯科材料を日常的に使用し，それらを駆使し，良好な歯科診療を提供するためには，適材適所に配置された機器の運用が必要で，診療室には，検査や治療，予防などに用いる多くの機器が存在する．

　歯科医療機器を大きく分類すれば，①一般診療用機器として歯科用ユニット，滅菌・消毒用機器，画像診断装置，口腔内写真撮影用機器，②歯科衛生（口腔管理）にかかわる機器，③検査・診断・治療用機器として全身管理用機器，麻酔用機器，救急救命機器，歯および口腔検査用機器，口腔機能検査用機器，切削用機器，成形修復用機器，歯内療法用機器，歯周治療用機器，印象採得用機器，歯冠修復用機器，有床義歯用機器，口腔外科用機器，歯科矯正用機器，小児歯科用機器，インプラント治療に関連する機器，歯科訪問診療用機器，④歯科技工用機器などがある．特に最近ではデジタル機器の開発・改良によって，より安全にスピーディーに取り扱うことができる機器が増えた反面，複雑な構造で，取り扱いやメインテナンスが煩雑になった機器もある．したがって，取り扱いや日頃のメインテナンスについて十分熟知し，常に正常に稼働できるような体制が必要である．

　たとえば，歯科用ユニットは，歯科医療において必須の機器であり，ほかの業界

にはない特殊なものである．かつては足踏みエンジンや足踏み式の上下可動などであった歯科用ユニットが，今ではすべてプログラミングされ，スイッチ1つで自動的に適切な診療ポジションに位置付けられ，超高速エアタービン，可変式エンジン，スリーウェイシリンジ，スケーラー，口腔内カメラなどがユニットに設置され，さらにマイクロスコープやモニター画面も取り付けられているので，術者は無理のない体勢ですべての診療が行えるように工夫されている（**図1-1**）．

　さらにデジタル化された機器も多く，画像診断装置であるエックス線撮影装置はその最先端を走り，口内法エックス線撮影装置やパノラマエックス線撮影装置のデジタル化によって，これまで行われてきた手現像は不要となり，撮影直後の鮮明な画像を確認することが可能になった．これによって現像液や定着液が不要になり，環境改善にもつながっている．さらに，補綴装置を製作する歯科技工分野ではCAD/CAMテクノロジーの導入によって，コンピュータ支援による設計，製作が可能となり（**図1-2**），これまで行われてきたろう型採得や埋没，鋳造，築盛，重合などのアナログ的な作業からコンピュータ制御による作業環境に変化してきた．これによって，作業環境の改善，材質の均質化，製作物の安定的供給，製作時間の短縮など多くの利点が生まれている．さらに今後は，口腔内スキャナーの開発によって，歯科治療のなかで苦痛である印象採得を行わなくても済むようになり，国民の歯科治療に対するイメージを一変させるものとなることが期待できる（**図1-3**）．

　一方では，口腔検査用機器や歯科矯正用機器，歯科衛生にかかわる機器は手動式であることが多く，適切な保持の仕方やその取り扱い，管理方法について熟知しておくことが重要である．

　最近では医療保険において「歯科外来診療環境体制加算（外来環）」や「かかりつけ歯科医機能強化型診療所（か強診）」の施設基準設置が設けられている．これらの施設基準から，安全な歯科医療環境を提供するために，偶発症や緊急時に円滑な対応ができるような機器の設置，口腔内で使用する歯科医療機器などについて患者ごとの交換や専用機器を用いたあとの洗浄・滅菌処理の徹底，歯科用ユニットごとの歯

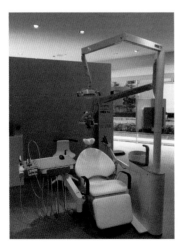

図1-1　歯科用ユニット

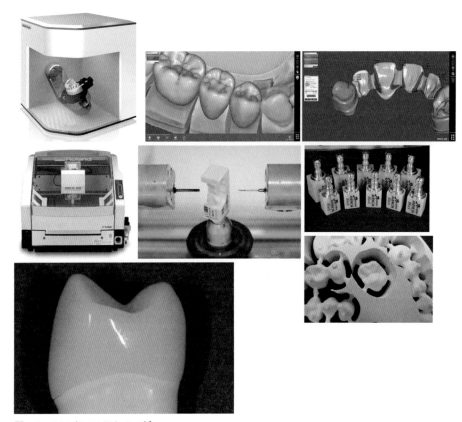

図1-2　CAD/CAMテクノロジー

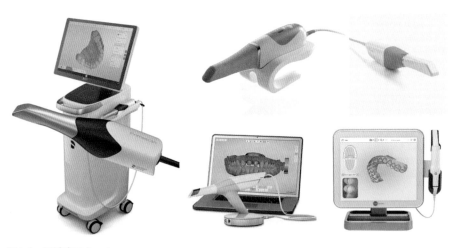

図1-3　口腔内スキャナー

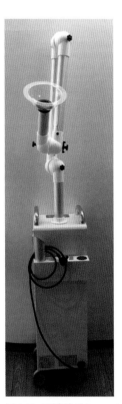

の切削や義歯調整などに用いる吸引装置（口腔外バキューム，**図1-5**）の設置による感染症防止対策などが義務づけられている．したがって，院内感染予防に対するスタンダードプレコーションを熟知し，機器の管理に努める必要がある．

　これまでの国民への口腔衛生思想の普及・啓発によるう蝕や歯周病の罹患率の減少などに伴い，現在の歯科診療は口腔機能の改善・維持向上，さらには口腔疾患の制御による全身疾患の予防など，健康長寿社会の実現に向けて積極的な予防を中心とした疾病管理へとシフトしつつある．今後，これらの社会や国民のニーズの変化に伴う新たな歯科医療技術が確立され，それらに対応した歯科医療機器が開発されていく．したがって，常に最新機器の情報をとらえておくことが重要である．

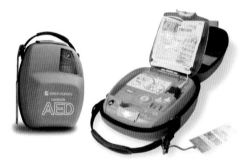

図1-4　AED

図1-5　口腔外バキューム

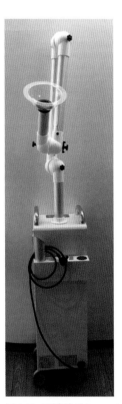

2章 一般診療用機器

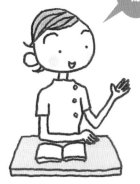

到達目標

❶ 歯科用ユニットの用途と特徴および管理について説明できる.
❷ 歯科用ユニット周辺の大型機器の用途と特徴を説明できる.
❸ 歯科診療で使用するマイクロスコープ，双眼ルーペの用途と特徴を説明できる.
❹ 歯科診療で使用される滅菌・消毒機器の用途と特徴を説明できる.
❺ 歯科用画像診断装置の用途と特徴を説明できる.
❻ 口腔内写真用器材の用途と特徴を説明できる.

1—歯科用ユニット (図2-1〜3)

歯科用ユニットは，患者が歯科診療を受ける際に座る椅子（デンタルチェア）および必要な歯科診療用機器を統合した装置である.

デンタルチェアは，患者を診療しやすい体位に位置づけるために椅子を使用したことから始まる. その後，進歩してヘッドレスト（按頭台，枕）がつけられ，側に

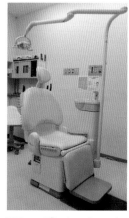

図2-1 デンタルチェア（ステップタイプ）

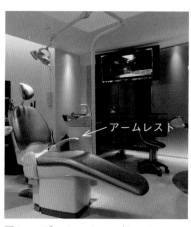

アームレスト

図2-2 デンタルチェア（カンタータイプ）

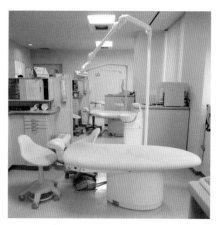

図2-3 デンタルチェア（ベッドタイプ）

置いていたスピットンスタンド（洗口台）が椅子に固定されるようになり，1910年頃から昇降式デンタルチェアが普及した．1920年以降には切削に必要な電気エンジンや治療用ライト，種々の機器を内蔵したデンタルチェアが使用されるようになった．

　現在，デンタルチェアは足折れのステップタイプ，足の部分が平らなカンタータイプおよびオールフラットのベッドタイプの3種類が存在し，水平位診療が行われている．また，アームレストが装備され，シートは患者の体にフィットするよう設計されている．術者および補助者は，スツールに座り，安定した姿勢で長時間診療を行うことができ，患者も安全かつ快適に診療が受けられる．

　現在，さまざまな形式の診療装置が市販・使用されている．

1. 種　類

1）一般診療用ユニット

（1）用途

　一般診療用ユニットは，歯科医師による歯科診療および歯科衛生士による予防業務などを安全，確実かつ効率的に行うための標準的な歯科診療機器が備わっている．

（2）特徴

　機器としては高速切削用のエアタービン，低速切削用のマイクロモーター，そしてこれら回転切削機器用のコントローラーが標準的に装備されている．また，超音波スケーラーや光重合器，口腔内カメラ，根管長測定装置，インプラントモーターなどを併設しているものもある．

　設備としては給排水・吸排気・電気・ガスなどがある．

　また，歯科診療に必要な小器具を乗せるブラケットテーブル，洗口用のスピットン，口腔内を照らす照明装置が装備されている．

2）口腔外科用ユニット（図2-4）

（1）用途

　顎口腔領域の外科処置およびインプラント手術などの際に使用される．主に診療所や病院の手術室に設置されていることが多い．

（2）特徴

　長時間の口腔外科手術が予想されるため，術者も患者も安定した姿勢を維持できるようになっている．術者の繊細な手技が要求されるので，頭部にはアームレストが装備されている．患者の体位をコントロールするためにシートをローリングすることも可能である．デンタルチェアはストレッチャーとして使用できるものや，移動がスムーズに行えるようストロークの幅が大きいものなどがある．また，バイタルサインのモニタリングを容易に行えるアームレスト，点滴スタンド，麻酔ホル

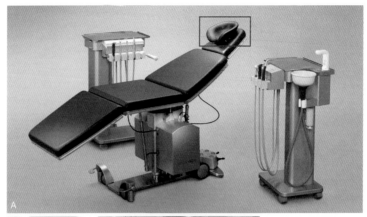

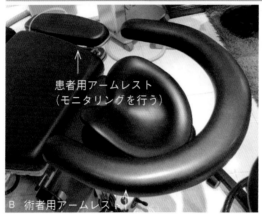

患者用アームレスト
（モニタリングを行う）

B 術者用アームレスト

図2-4　口腔外科用ユニット
B：Aの□の拡大図

ダーなどを併設しているものもある.

　衛生的な観点からデンタルチェアのシートが丸洗いできるものやハンドピースホルダーが滅菌できるものもある.

3) 障害者用ユニット（図2-5）

（1）用途

　近年の超高齢社会の流れから高齢者や障害者に配慮し，患者に優しいデンタルチェアとして導入する歯科診療所や病院も多数ある.

（2）特徴

　デンタルチェアは車椅子から移乗しやすいよう水平に180度回転し，アームレストやステップがないタイプや一般治療用に比べて座面が低くなっているものがある. また，車椅子のまま診療が行えるように術者および補助者用のカートがあり，エアタービンやマイクロモーター，スリーウェイシリンジ，バキュームシリンジなどが装備されている.

　また，体動を抑制するためのベルトを装着するフックが取り付けられているもの

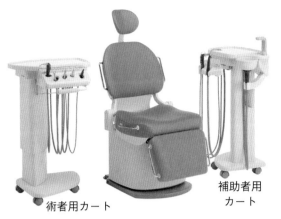

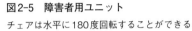

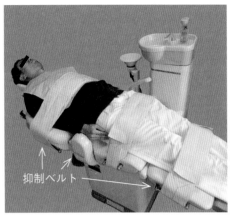

図2-5　障害者用ユニット

チェアは水平に180度回転することができる

図2-6　抑制具装着

もある（図2-6）.

4) 歯科治療用ポータブルユニット（図2-7）

（1）用途

在宅・歯科訪問診療時や緊急災害時に使用される（p.182参照）.

（2）特徴

軽量でコンパクト化された持ち運び可能なユニットで，診療現場に合わせて選択できる.

　具体的には回転切削機器ユニット，エックス線撮影ユニット，吸引・注水ユニット，コンプレッサーユニットなどがあり，また，これらを組み合わせたポータブルユニットも普及している.

　外部給水となっており，ミネラルウォーターや温水，薬液などを使用することが

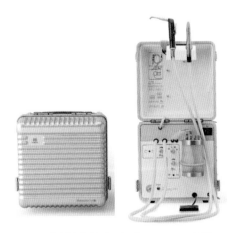

図2-7　歯科治療用ポータブルユニットの例

できる．給排水タンクは取り外しが可能でメインテナンスが容易である．

2. 構造，機能（図2-8）

　一般に歯科用チェアユニットはブラケットテーブル，回転切削機器，照明装置，洗口装置，スリーウェイシリンジ，バキュームシリンジ，排唾管，フットコントローラー，診療台（デンタルチェア）から構成される．

1）ブラケットテーブル（図2-9）

（1）用途
ブラケットテーブルは歯科診療に必要な小器具を乗せるものである．

（2）特徴
患者の周囲で上下左右に軽く動き，術者のポジショニング領域が広がる．

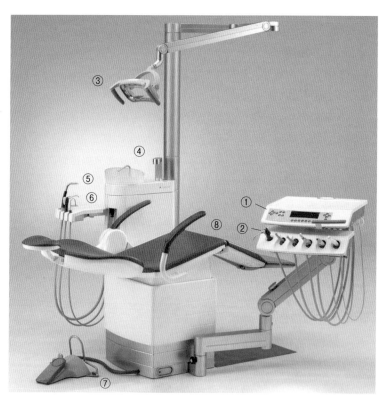

図2-8　歯科用チェアユニットの構造
①ブラケットテーブル
②回転切削機器
③照明装置
④洗口装置
⑤スリーウェイシリンジ
⑥バキュームシリンジ，排唾管
⑦フットコントローラー
⑧診療台（デンタルチェア）

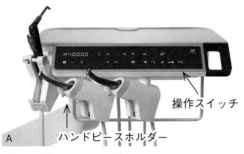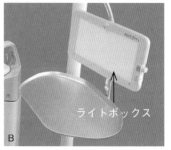

操作スイッチ

ライトボックス

A　ハンドピースホルダー　　　　　B

図2-9　ブラケットテーブル

A：ブラケットテーブル，B：ライトボックス（シャウカステン）が付属されているものもある．

　ブラケットテーブルに高速・低速用ハンドピース，スリーウェイシリンジ，超音波スケーラーなど術者が使用する機器を収納するハンドピースホルダーやライトボックスが付いているものがある．また，操作スイッチが装備され，ハンドピースの回転速度，デンタルチェアの自動位置制御，超音波スケーラーのパワーレベルなどがデジタル表示で確認できるものもある．

（3）管理

　ブラケットテーブルは患者ごとに清拭する．

（4）使用法

　患者誘導の際に障害にならない位置に置き，患者が座ってから適切な位置に移動させる．

　基本的には術者が施術時に手の届く範囲でなくてはならない．

2）回転切削機器（図2-10）

（1）用途

　回転切削機器には高速切削用エアタービン，低速切削用マイクロモーターがある．それぞれに専用のハンドピースを装着して使用する．

（2）特徴

　口腔内に挿入して使用するものには，切削対象領域を照らして視野を明るく確保するためのライトが付いているものもある．

　エアタービンハンドピースはエネルギー源であるエアコンプレッサーからの圧搾空気で風車を回転させる原理で，その軸に直結した切削具を回して，水をかけながら歯を削るものである．回転数は300,000〜500,000rpm（1分間あたりの回転数）である．これに，ダイヤモンドポイントやカーバイドバーなどの切削具を装着して使用する．切削時に熱が発生するため，注水・噴霧により歯質・切削具を冷却する．

　マイクロモーターハンドピースは電気モーターで回転させるものと，圧搾空気で回転させるものがある．回転数は100〜40,000 rpmであり，エアタービンハンドピースと比較して回転数は少ないがトルクが強い．ハンドピースにはストレートタイプのものと口腔内で使われるコントラアングルタイプがある．

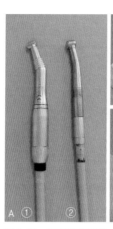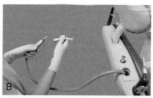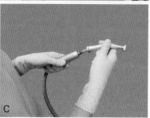

図2-10　回転切削機器
A：①マイクロモーターハンドピース
　　②エアタービンハンドピース
B，C：マイクロモーターハンドピースを接続する様子

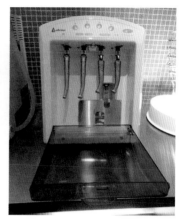

図2-11　歯科用ハンドピース専用の
洗浄・メインテナンス装置

（3）管理

　診療終了後，使用したハンドピースは切削具を取り外して，十分水洗した後，注油などの保守処理を施し，患者ごとに滅菌を行う．現在は自動で注油と洗浄ができる装置もあり（**図2-11**），ハンドピース専用の滅菌器も市販されている．また，エアタービンやマイクロモーターに供給している水も，雑菌が停留しないように常に清潔な状態に保つ装置が付与されている．使用後はエアや水を供給しているホースの中に停留しているので，十分空転してエアや水を排出しておく．

3）照明装置（歯科用ライト，無影灯）（図2-12）

（1）用途

　無影灯とは，電球内や反射板（コールドミラー）によって光を乱反射させ，影を生じない照明装置のことである．細かい作業が要求される歯科治療に最適で，口腔内を明るく照らし出すことができる．

（2）特徴

　光源となる電球には，かつては白熱電球，クリプトン電球，ハロゲン電球が用いられていたが，近年では青色発光ダイオードを用いたLED照明化が進んでいる．LED照明は明るく消費電力が少なく低発熱（低廃熱）であり，エネルギー環境の観点からも普及が進んでいる．

　スイッチで点灯・消灯するが，センサー式のものもある．また，患者との視覚コミュニケーションが手軽に行えることを目的としたミラーや静止画や動画を撮影できるカメラ，レジンの重合を抑制できる光重合対応フィルターが付属されているものもある．

（3）管理

　患者の目に映る機会が多く，清掃を心がけることが必要である．特に反射板の汚

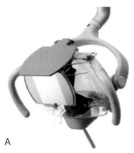
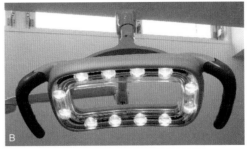

図2-12　照明装置
A：ミラー付き照明装置，B：LED照明装置

れは反射率を落として照明を暗くするため，手指の指紋や汚れが付かないよう気を
つけながら清掃を行う．ハンドルグリップについてはオートクレーブ滅菌が可能な
ものもある．

(4) 使用法

患者誘導の際に邪魔にならない位置に置き，患者が座ってから適切な位置に移動
させる．

照明装置を使用する際は，患者の目に光を直接当てないように注意する．ライト
から口腔までの焦点距離は，患者水平位で60〜80cmが目安とされる．

水平位では患者の真上に，座位では膝の上付近に位置させる．

4）洗口装置（図2-13）

(1) 用途

歯科診療中に患者が洗口する装置である．

(2) 特徴

患者の洗口用の水の供給装置と洗口した水・唾液を流すボウル型のスピットン
（ベースン）からなる．コップ受け部とそれにあった給水栓からなり，水を供給す
る際は手動で行うことがほとんどであったが，現在は光センサーにより常に適量の
水を供給できる装置もある．スピットンは洗口しやすいように患者側に回転するも
のもある．

(3) 管理

患者ごとに清掃し，清潔に保つ．そのためスピットンやコップ受け部は取り外し
ができ，清掃のしやすいものが幅広く用いられている．

(4) 使用法

洗口装置のコップは，患者が着座してから置くことで，患者に衛生面で安心感を
与えられる．また，常にコップの中の水の量に注意し，洗口後は補給しておく．自
動給水装置の場合はコップを適切な位置に設置すれば補給する必要はない．

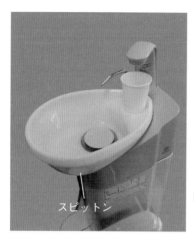

図2-13　洗口装置
スピットンの部分は動かす
ことができるものもある.

スピットン

5) スリーウェイシリンジ（図2-14）

(1) 用途

空気（エア），水（ウォーター），噴霧（スプレー）の3通りの用途に分けて使用し，歯科診療時の口腔内の洗浄・乾燥を行う．デンタルミラーが粉塵などで汚れたら噴霧して洗浄し，呼気などで曇ったときには空気を噴出し乾燥させて視野を確保する．また，う蝕や知覚過敏の診断にも空気や水を噴出して確認する．

(2) 特徴

歯科用チェアユニットの術者および補助者側にそれぞれ配置されていることが多い．フォーハンドシステムを行う際，補助者はスリーウェイシリンジを左手，バキュームを右手に持ち歯科診療補助を行う．その際，スリーウェイシリンジで口唇や頬粘膜の粘膜排除を行う．

(3) 管理

スリーウェイシリンジの先端は患者ごとに滅菌する．

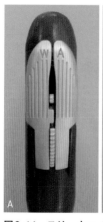
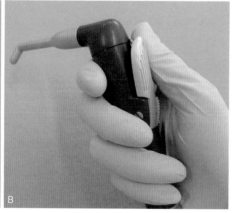

図2-14　スリーウェイシリンジ
空気（A）と水（W）のボタンがあり，同時に押すと噴霧になる．

(4) 使用法

スリーウェイシリンジには"A"のレバーと"W"のレバーがあり，レバーを押すとAでは空気が，Wでは水が出る．AとWを同時に押せば噴霧になる（図2-14A）．スリーウェイシリンジのレバーは，親指の一番膨らんだ部分をレバー先端に当てて操作する（図2-14B）．レバーの下部を押したり爪先で操作したりすると，細やかなコントロールが困難になる．シリンジの先端は回転するので，使用目的や部位にあわせて先端の方向を変える．

6) バキュームシリンジ（サクション），排唾管（エジェクター）（図2-15）

(1) 用途

バキュームシリンジは注水下で行う切削の余剰水，超音波スケーラーの噴霧，切削物，汚物や唾液を吸引して呼吸路を確保するほか，レーザー治療や電気メスなどで発生するにおいを吸引する役割もある．また，舌や頰粘膜などの牽引や排除などにも使用される．

排唾管は口腔内貯留物の吸引に用いる．患者の口角に引っ掛けるタイプもあるのでバキュームシリンジとの併用も可能である．また，ラバーダム防湿中の口腔内に挿入して使用する場合もある．

(2) 特徴

バキュームシリンジは，別にバキュームモーターが設けられており，フックから外すとスイッチが入るものや，フットスイッチや手元のスイッチでオン・オフするものなどがある．

標準タイプと観血処置時に使用する外科用タイプがある．

排唾管はスピットンに水を流すことによってできる陰圧やバキュームポンプの陰圧を利用するものがある．

(3) 管理

バキュームシリンジおよび排唾管は患者ごとに交換して滅菌する．診療後にはバキュームクリーナーなどを吸引させ，バキュームトラップを専用の清掃用具を用いて清掃する．

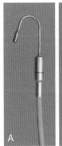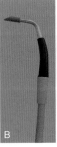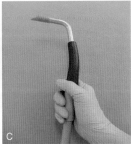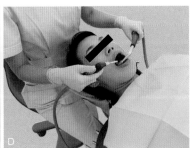

図2-15　バキュームシリンジ・排唾管
A：排唾管，B：バキュームシリンジ，C：バキュームシリンジの持ち方，D：使用時の様子

(4) 使用法

バキュームチップにラバーチップをかぶせて使用する．開口方向を自由に変えることができる．

患者の頭を時計の12時の位置とすると，補助者は1時〜3時の位置で歯科診療補助を行うことが多い．そのため，バキュームシリンジや排唾管は患者の左側に配置されている．

また，歯内治療時にエンド用の吸引管をバキュームに装着して使用する．根管内にノズル先端を挿入すると，根管内滲出液や根管洗浄液を吸引するとともに，吸引の気流により短時間で根管内を乾燥させることが可能である．ブローチ綿栓やペーパーポイントを用いて根管乾燥を行う必要がなくなる．

7) フットコントローラー (図2-16)

(1) 用途

フットコントローラーは回転切削機器のオン・オフ切り替え，ハンドピース注水のオン・オフ切り替え，回転速度のコントロール，マイクロモーターの回転正逆切り替えなどを行うことができる．また，背板の起立・傾斜やデンタルチェアの昇降，付属している超音波スケーラーや光重合器を調整できるような機能を有しているものもある．

(2) 特徴

回転切削機器の回転速度のコントロールは，深く踏み込むと回転が速くなるものもあるが，設定により一定の速度を保てるものもある．視線を患者の口腔内から離さず，ハンズフリーでさまざまな操作が可能であり，術者は操作前にフットコントローラーの位置を確認し，操作中はかかとを浮かさないように注意する．

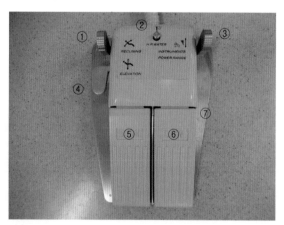

図2-16　フットコントローラー
①背板の起立・傾斜，②ハンドピース注水のオン・オフ切り替え，③マイクロモーター回転速度レンジ，④デンタルチェアの昇降，⑤エアタービン回転速度コントロール，⑥マイクロモーター回転速度コントロール，⑦マイクロモーター回転正逆切り替え

8) 診療台（デンタルチェア）

(1) 用途

歯科診療の際に患者が座る.

(2) 特徴

患者を診療しやすい体勢に動かせるように油圧ポンプでデンタルチェア全体が上下に移動し, 背板もほぼ直角から水平まで倒すことが可能である. 調整はフットコントローラーもしくはブラケットテーブルなどについている調整スイッチで行う. また, ヘッドレストの角度を変えたり, 位置を上下させたりすることができ, 手動や自動の調整レバーが設置されている（図2-17）.

最近では, 術者の使用頻度が高い位置を記憶させる自動位置制御を搭載したものもある.

診療台に供給されるエネルギー源は, 電気, 圧搾空気, 水（給排水）で, それぞれ診療台内部に接続されている.

(3) 管理

診察ごとに患者や術者が触れた可能性のあるところ（調整スイッチ, ヘッドレストの調整レバー, ブラケットテーブル移動用レバー, 無影灯スイッチなど）は清拭する.

デンタルチェアの清掃はメーカー指定のクリーナーや住居用洗剤を用いて行う.

(4) 使用法

患者を安全にデンタルチェアまで誘導し, 座面に腰をしっかり乗せてから背中を背板（バックレスト）につけてもらい身体を乗せるよう伝える. 患者にエプロンをかけたあと, 操作スイッチやフットコントローラーで背板および昇降を調整して水平位にする. ベッドタイプのデンタルチェアであれば患者の背中を手で支えながら背板に誘導する. ヘッドレストはレバーで角度を変えたり位置を上下したりできるので, 処置部位に合わせて設定する.

9) 歯科用ユニットのフラッシング装置（図2-18）

歯科用ユニットの水回路の水質汚染は, ハンドピース類の逆流や給水管路にバイ

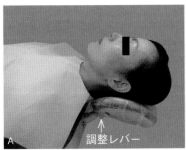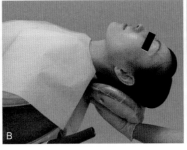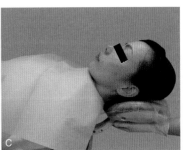

調整レバー

図2-17　ヘッドレストの調節範囲
A：基本位置, B：ヘッドレストを下げたとき, C：ヘッドレストを上げたとき

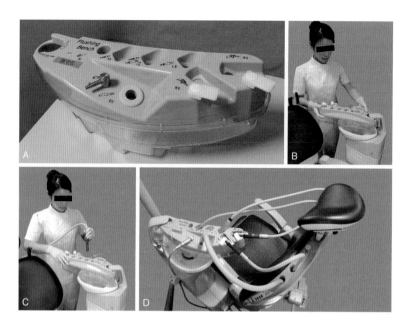

図2-18　フラッシング装置
A：フラッシング装置，B：フラッシング装置をスピットンに装着している様子，C：ハンドピース を接続している様子，D：ハンドピース類 (回転切削具，スリーウェイシリンジ，バキュームシリンジ，排唾管) をフラッシング装置に接続した様子

オフィルムが形成されること，給水の残留塩素濃度が著しく低下することなどから引き起こされるため，近年は給水管路クリーンシステムなどを搭載しているユニットが普及している．

　フラッシング装置を使用して残留水の排出を行ったり，薬液を用いて給水管路内を消毒したりすることをフラッシングとよび，これにより歯科用ユニットの水回路を常時清潔に維持する．

❷─ユニット周辺の大型機器

1. 歯科用キャビネット (図2-19)

1) 用　途

　歯科用キャビネットは歯科診療に必要な滅菌・消毒した小器具や歯科材料，薬品などを整理・分類して収納する戸棚である．また，作業台としてセメントや印象材を練和する際にも用いられる．

2) 特　徴

　移動式と固定式のものがある．固定式のものはパーテーションとしても使用されることがあり，紫外線消毒器や手洗いシンク，ダストボックスを備えているものもある．

2. 口腔外バキューム（図2-20）

1）用　途

　口腔内バキュームで吸引できない切削粉塵や注水噴霧，細菌が含まれているエアロゾルは口腔外バキュームで吸引する．

2）特　徴

　口腔外において粉塵などを吸引・排除することは院内の空気を清潔にし，術者の作業効率を高めるとともに患者やスタッフの健康も保持する重要な役割を担っている．また，平成20年4月の診療報酬改定で，患者にとってより安全で安心できる歯科医療の環境整備を図るために"歯科外来診療環境体制加算（外来環）"が新設され，そのなかに口腔外バキュームを設置することも条件の1つとしてあげられている．

3. エアコンプレッサー

1）用　途

　エアコンプレッサーは空気を圧縮し溜めて送り出す装置である．エアタービンハンドピースのエネルギー源や局所の乾燥や洗浄のためのスリーウェイシリンジへの供給源として利用される．

2）特　徴

　送り出される空気には，湿気や油気などを含んでいることがあり，そのまま診療に使用することは不適切である．そのため，エアドライヤーを用いて取り除く．

　一般的にエアコンプレッサーは振動や騒音が大きいため，診療室から隔離して設置する必要がある．また，配管内には水分が溜まりやすいので，水抜きバルブが設

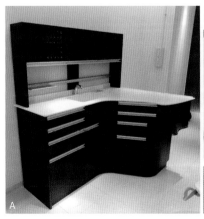
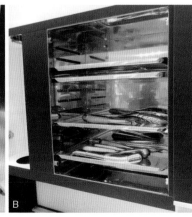
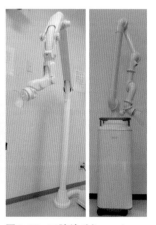

図2-19　歯科用キャビネット
A：全体図，B：キャビネットの中の様子

図2-20　口腔外バキューム

けられている．診療後など使用しない間は，エアコンプレッサーの電源を切っておく．タンク内に溜まった水を自動的に排出するオートドレーンの機能が備わったエアコンプレッサーもある．

③—マイクロスコープ，双眼ルーペ

1. マイクロスコープ（図2-21）

1）用 途

歯科用マイクロスコープは治療部位を約20〜25倍まで拡大して使用する歯科用の実体顕微鏡であり，歯内治療や歯周治療，口腔外科処置，う蝕処置などで使用される．

2）特 徴

医療分野ではまず，耳鼻咽喉科や眼科などで導入され，1980年代の後半に歯科領域でも用いられるようになった．

一般的な歯科診療における検査・診断はエックス線写真と視診で行うことが多いため，術者の経験年数や，手指の感覚の鋭敏さに治療結果が左右されることが多い．

しかし，マイクロスコープを使用することで肉眼では確認できない細部の構造や形態を把握することが可能となり，従来よりも正確な診断や精度の高い治療が行えるようになった．また，見落としによる再発や再治療を防ぎ，精度の高い治療成果を生み出す．

ただし，マイクロスコープは高価であり一部の治療を除き自費診療で行われることが多く，治療時間が長くなるため，すべての歯科医院や病院に普及していないのが現状である．

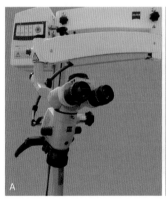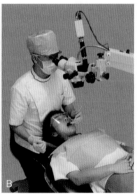

図2-21 マイクロスコープ
A：マイクロスコープ，B：使用時の様子

2. 双眼ルーペ（図2-22）

1）用　途

双眼ルーペは眼鏡のように装着する拡大率が約3倍の拡大鏡であり，一般的な歯科治療や歯科衛生業務に用いられる.

2）特　徴

肉眼では見えづらかった細部の確認が可能であり，作業精度が向上する．また，無理な体勢で口腔内を覗き込む必要がなく，患者との適切な作業距離を保った姿勢で治療ができるため術者の作業負担や飛沫感染のリスクが軽減する.

拡大倍率はマイクロスコープに比べるとはるかに小さく，同軸照明でないので影ができやすい．しかし，マイクロスコープよりも安価で，軽量かつコンパクトであることから双眼ルーペの普及率は高い.

④ 滅菌・消毒用機器

1. 器具洗浄器

1）超音波洗浄器（図2-23）

（1）用途

20～50kHz程度の超音波を用いて洗浄する機器である．超音波によるキャビテーション効果と専用の洗浄液によって器具を化学的かつ物理的に洗浄する．義歯の洗浄にも用いられることがある.

（2）特徴

超音波自体には滅菌作用はないが，キャビテーション効果により器具の表面についた血液や切削屑はもちろんのこと細菌類の細胞膜を破壊し，大幅に感染リスクを減少させる効果がある.

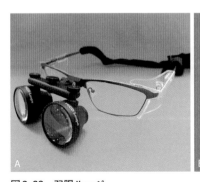
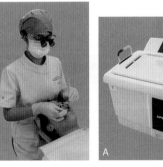

図2-22　双眼ルーペ
A：双眼ルーペ，B：使用時の様子

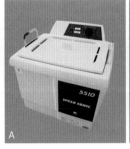
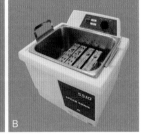

図2-23　超音波洗浄器
A：超音波洗浄器，B：中の様子

特に金属やガラスなどに有効であり，ゴムやプラスチックなどの軟性の器材は超音波を吸収し，劣化してしまうため注意が必要である．

槽内の湯温は50℃〜60℃が適温である．60℃を超すとタンパク質の凝固を起こすため，血液などは器具に付着したままになる．効率よく温度を上昇させるためにヒーターが付いているものもある．また，用いられる洗浄液にはタンパク質分解酵素や防錆作用が配合されていることが多い．

2) ウォッシャーディスインフェクター（図2-24）

（1）用途

ウォッシャーディスインフェクターとは，使用済みの器具を洗浄から消毒，乾燥まで行うことが可能な医療用洗浄器である．

（2）特徴

インスツルメントやハサミなど，先端の鋭利な器具の手洗いによる洗浄は，グローブを装着していても刺傷や切創のリスクがあり感染の原因となる危険性があるが，ウォッシャーディスインフェクターは乾燥工程によって洗浄後の器具を拭く必要がないことから，刺傷・切創のリスクを回避できる．すなわち，医療従事者の感染予防も期待することができる．また，全自動で行われるため，作業者の負担を軽減してくれる．

消毒レベルは80℃で10分間，またはそれ以上の高水準消毒である．器具の溝やハンドピースの細管内部など，細かい部分まで洗浄や消毒が可能であるため，作業者の経験や知識に関係なく，作業精度を均一化することができる．

また，熱水によって消毒するため，消毒薬など生体に対して毒性を持つ化学物質の残留がなく，安全であり経済的にも優れている．

このようにスタンダードプレコーションの観点に基づいたさまざまな利点がある．しかし，非耐熱性の器材には使用できなかったり，器材の配置が重なっていると洗浄効果が落ちるという欠点も理解しておかなければならない．洗浄終了後の器材はすべて目視にて汚染除去状況を点検・確認することが必要である．

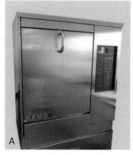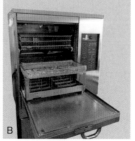

図2-24 ウォッシャーディスインフェクター
A：ウォッシャーディスインフェクター，B：中の様子

2. 消毒器

1）紫外線消毒器（図2-25）

（1）用途

器材の消毒保管庫や室内の殺菌灯をはじめ，待合室のスリッパなどの殺菌・消毒など幅広い用途に紫外線ランプが使用されている.

（2）特徴

消毒作用の高い250〜260nmの波長の紫外線照射によって微生物を殺菌させる. 紫外線照射のみで消毒ができるため，薬剤は不要である. また，装置が単純であり比較的安価である. しかし，薬剤による消毒は効果が持続するが，紫外線による消毒は照射しているときのみ効果がある. そのうえ浸透力がなく光が当たっている表面のみの殺菌となるため，殺菌するものを重ねたり，影をつくったりしないように注意する. 紫外線が点灯しているときは直視すると目に悪影響を及ぼすので注意する.

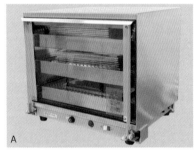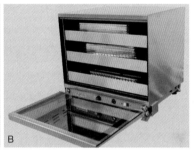

図2-25　紫外線消毒器
A：紫外線消毒器，B：中の様子

3. 滅菌器

歯科診療に用いる器材の滅菌を行う.

病原性，非病原性を問わず，すべての微生物を物理的・化学的な方法で殺滅するか，完全に除去して無菌状態をつくる. 消毒では除去しきれない芽胞やウイルスも含めて殺滅，除去することができる.

各滅菌器の特徴を理解して，滅菌する器材の材質や耐久性，構造，安全性に合わせて選択する必要がある.

1）高圧蒸気滅菌器（オートクレーブ）（図2-26）

（1）用途

滅菌の対象物は熱に耐性のある物品で，ほとんどすべての金属製品，ガラス製品，ガーゼや綿球，耐熱性のあるプラスチック，水，培地などである.

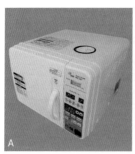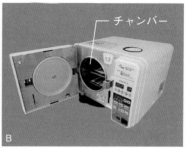

チャンバー

図2-26　高圧蒸気滅菌器（オートクレーブ）
A：高圧蒸気滅菌器，B：中の様子

（2）特徴

高圧蒸気滅菌器のチャンバー内にて，適切な温度（121～134℃）と圧力をかけた飽和水蒸気中で10～50分間，滅菌する機器である．

安全性が高く低コストであり，短時間で確実な滅菌が可能なことから，医療現場に必要不可欠な滅菌器である．

使用した器材は十分に洗浄，乾燥させて，各種パックやカストに入れ，滅菌する．滅菌物はチャンバーの容積の約60～70％を目安に詰める．滅菌終了後は，チャンバー内の圧力が完全に下がっているか確認してから扉を開ける．器内の水は毎回交換することが望ましい．高圧蒸気滅菌器には重力置換式，真空脱気式がある．

2）エチレンオキサイドガス滅菌器

（1）用途

低温で滅菌できるため，高圧蒸気滅菌器が使用できないプラスチックやゴム製品など耐熱性のない医療機器の滅菌に適している．また，滅菌物の損傷も少ない．

（2）特徴

エチレンオキサイドガス（酸化エチレンガス/EOG）を約10～20％含むガス（炭酸ガス）を密閉容器に入れて高圧にし，微生物を構成するタンパク質や酵素を不活化させ，死滅させる滅菌器である．

滅菌に要する時間が長く，滅菌終了後の空気置換（エアレーション）に必要な最低時間も60℃で8時間，50℃で12時間，室温で7日間と長時間を要する．

エチレンオキサイドガスは残留毒性の強いガスである．人体などに悪影響を及ぼす可能性があるため，取り扱いには十分注意しなければならない．

また，可燃・爆発性，発がん性，運用コスト面で欠点があるほか，環境問題から使用を制限される傾向にある．

3）低温プラズマ滅菌器

（1）用途

全工程が低温・低湿であるため，金属製品はもちろんのこと非金属で非耐熱性，

非耐湿性の製品の滅菌が可能である．しかし，過酸化水素水が吸着するセルロース類（繊維製品や紙など），減圧や過酸化水素の拡散に影響を与える液体や粉体は滅菌できない．

(2) 特徴

減圧された高真空のチャンバー内に過酸化水素水を注入した後，所定の圧力下で高周波エネルギーを付与することによって，過酸化水素の低温プラズマ状態が作られ，このプラズマ化により殺菌効果の高いフリーラジカルが生成され，微生物を死滅させる．

有機物によって不活性化するため，滅菌前には器具類を十分に洗浄し，乾燥させておくことが必須である．

低温プラズマ滅菌器は，従来はエチレンオキサイドガス滅菌器で対応していた一部の器具類についても使用することが可能である．また，低温プラズマ滅菌器は毒性のあるガスを使用せず，滅菌終了後は無害な水しか排出しないため，人体や環境への安全性が高く器材への損傷も少ない．さらに，75分程度の短時間で全工程が終了するため，高圧蒸気滅菌ができず緊急に使用する器具の滅菌に適している．

4) 乾熱滅菌器

(1) 用途

160℃〜200℃で，30分〜2時間加熱するため，乾燥と高温に耐えられる金属やガラス製品，繊維性の物品などに用いる．

(2) 特徴

乾燥空気中で加熱することによって微生物を死滅させる滅菌器である．

高圧蒸気滅菌器と異なり，水蒸気などの媒体を用いないため，油脂などの水に弱い材質の滅菌に優れている．

5) 簡易乾熱滅菌器

(1) 用途

チェアサイドにおける小器具，小材料の滅菌に用いる．

(2) 特徴

滅菌器に入れたガラスビーズを250℃近くまで加熱させ，小器具を差し込んで滅菌する．短期間（15秒程度）で乾熱滅菌が可能である．ほかに電気ヒーターを筒状にして350℃とし，2〜3秒で滅菌する装置もある．

⑤─歯科用画像診断装置

1. エックス線撮影装置

1）口内法エックス線撮影装置（図2-27，28）

　エックス線撮影装置は，肉眼では見えない骨や歯の内部を写すことができ，疾病の診断や経過観察においてはなくてはならないものである．しかし一方では，医療現場における放射線防護にも注意を払わなければならない．歯科衛生士はエックス線照射を行うことはできないが，患者誘導や撮影準備を行う必要がある．そのためには危険性を熟知し，エックス線装置の概要や撮影手順を理解することが必要である．

　歯科診療所や病院に備えつけのエックス線撮影装置のほかに，近年増加傾向にある歯科訪問診療など，多様な場面に対応可能なポータブルデンタルエックス線撮影

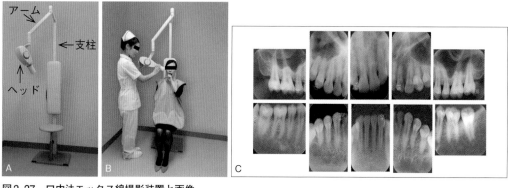

図2-27　口内法エックス線撮影装置と画像
A：口内法エックス線撮影装置，B：撮影している様子，C：エックス線画像

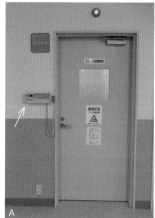
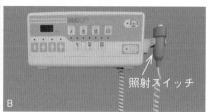

図2-28　エックス線撮影室とコントロールパネル
A：エックス線撮影室の入口，B：入口の横にコントロールパネルが設置されている．

装置や，入院患者に用いられる移動式エックス線撮影装置もある（**図2-29，30**）．

（1）用途

口内法エックス線撮影は，歯や歯周組織，歯槽骨を詳細に写し出し，う蝕や根尖病変，歯周病の診査，治療中の歯の観察，埋伏歯などを確認するために用いられる．撮影法には二等分法（等長法），平行法，咬翼法，咬合法などがあり，検査目的に応じて使い分ける．

（2）特徴

口内法エックス線撮影は，口内法エックス線フィルムを口腔内に挿入，固定し，フィルムにエックス線が適切に照射できる位置にヘッドを位置づけして撮影する方法である．

デンタルエックス線撮影装置の基本構造はヘッド，支柱，アーム，コントロールパネルで，支柱，アーム，ヘッドのつなぎ目は患者の顔面に自由な照射角度で合わ

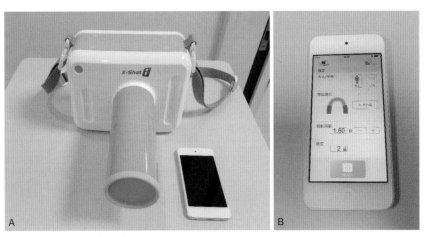

図2-29　ポータブルデンタルエックス線撮影装置
撮影したデータがスマートフォンに表示される（B）．

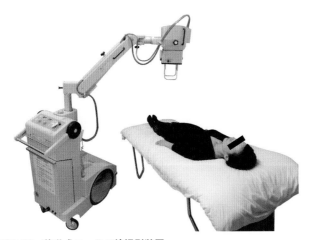

図2-30　移動式エックス線撮影装置

せられるように工夫されている．照射孔にはコーンが取り付けられ，エックス線の方向性と照射範囲の指標となる．

照射時間はコントロールパネルで撮影する歯種と成人・小児などを選択し設定する（歯科衛生学シリーズ『歯科放射線学』参照）．

2）パノラマエックス線撮影装置（図2-31）

（1）用途

パノラマエックス線撮影では上下顎骨を中心に顎顔面部を総覧的に写し出す．歯および歯周組織だけではなく，囊胞や腫瘍，顎関節疾患，上顎洞疾患など顎骨や顔面領域までの広範な疾患の検査に用いられる．

（2）特徴

パノラマエックス線撮影は，エックス線管とカセッテが頭部の周りを回転して撮影する．このときエックス線管とカセッテの距離は一定に固定されたまま回転する．

患者は開口せずに撮影できるので，開口障害がある場合にも撮影可能である．

画像においては断層撮影による頸椎の障害陰影，気道や舌の障害陰影などによって全体的に不鮮明である．そのため，細部の精確な診断には，口内法エックス線撮影を併用する必要がある．

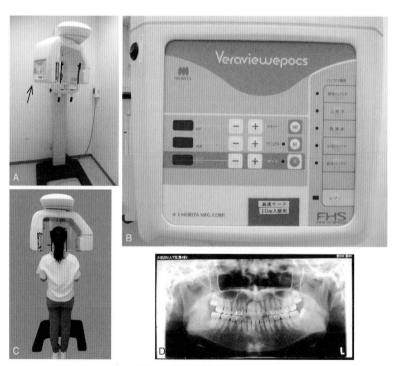

図2-31 パノラマエックス線撮影装置と画像

A：パノラマエックス線撮影装置，B：コントロールパネル，C：撮影時の様子，D：エックス線画像

3）頭部エックス線規格撮影装置（図2-32）

（1）用途

頭部エックス線規格撮影（セファログラフィ）は，矯正治療前後の顎顔面形態や標準値との比較による診断・治療計画の立案などに利用される．

（2）特徴

エックス線管と頭部，フィルムの距離は一定に設定されているので，患者頭部の定量的な計測が可能である．規格写真であるので標準的な形態との比較，成長や矯正治療における経時的変化も評価できる．

患者の頭部固定を行うためにセファロスタット（頭部固定装置）に付属しているイヤーロッドを患者の外耳道に挿入する．そのため，恐怖感を与えないように撮影前に患者に説明しておく．

4）顎関節エックス線規格撮影装置

（1）用途

顎関節症による下顎頭の形態変化や開閉時の下顎窩と下顎頭の位置関係を観察する．

（2）特徴

顎関節エックス線規格写真は再現性と撮影時間が短いなどの利点があるが，最近では用いる機会が少なくなり，CT検査やMRI検査およびパノラマ顎関節側方向4分割（両側顎関節の開口・閉口時）エックス線撮影が主流となっている．パノラマ顎関節側方向4分割エックス線撮影ではパノラマエックス線撮影装置とパノラマフィルムを使用し，開口状態と閉口状態の2回撮影を行い，1枚のフィルムに左右顎関節部の開口時と閉口時の4画像が得られる（図2-33）．

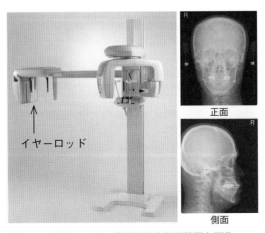

イヤーロッド

正面

側面

図2-32　頭部エックス線規格写真撮影装置と画像

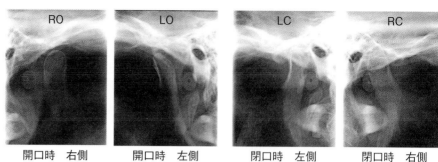

RO	LO	LC	RC
開口時　右側	開口時　左側	閉口時　左側	閉口時　右側

図2-33　パノラマ顎関節側方4分割エックス線画像

5）コンピュータ断層撮影装置（CT：Computed Tomography）（図2-34, 35）

　CTは，薄い扇状のファンビームが体軸方向に移動しながら撮像するもので人体を薄く輪切りにした任意の断面（断層像）が得られる（図2-34）.

　歯科用CT（歯科用コーンビームCT：CBCT）は，医科用CTに比べ，低被曝で薄い断層像が得られる．近年では歯科用CT撮影が可能なフラットパネル（FPD）を搭

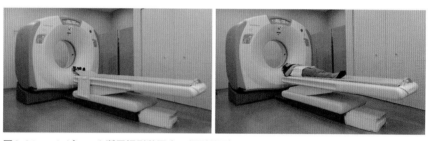

図2-34　コンピュータ断層撮影装置（CT撮影装置）

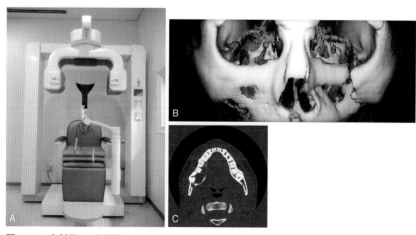

図2-35　歯科用CTと画像
A：歯科用CT，B：3次元立体画像，C：水平断像

載したパノラマエックス線撮影装置が登場し，三次元方向からの観察が可能となり，しかもコンパクトで高画質，多機能を有している（図2-35）．

（1）用途

歯科用CTは，従来のエックス線検査と比較してより精確な情報が得られるので，インプラントの術前・術後検査，歯周病診断における歯槽骨状態の把握，再生療法の経過観察，歯科矯正治療計画における歯槽骨状態の把握，口腔外科における顎関節や上顎洞などの病変の診断，歯根破折やう蝕の診断などに用いられる．

（2）特徴

歯科用CTは撮像範囲（FOV：Field of View）が小さい（例：40×40mm）場合，医科用CTに比べて低被曝で撮影時間も短い．また，医科用CTは患者が横たわった状態で撮影するのに対し，歯科用CTは座位や立位で撮影できる．すなわち，スペースをとらないことが利点である．画質は高画質であるが撮影する範囲は限られている．

6）磁気共鳴撮像（MRI：Magnetic Resonance Imaging）撮影装置（図2-36）

（1）用途

CT検査は骨などの硬組織を検査対象とするのに対して，MRI検査は筋肉や脂肪などの軟組織を対象とする．歯科においては顎関節や顎骨壊死，腫瘍や嚢胞などの診断に用いられている．

（2）特徴

磁気を利用して測定するため，体内にボルトやペースメーカーなどの金属を持っている患者には絶対禁忌である．しかし，被曝がないため，検査を繰り返し行う患者や小児には適している．検査中は機械音が大きく，ヘッドホンや耳栓が必要な場合もある．また，CT検査に比べて長い時間狭い場所に入って検査するので，閉所恐怖症の患者には注意を要する．また，鉛などの金属類が含まれるファンデーションやマスカラ，マニキュア，タトゥーなども熱傷を起こす危険性があるため注意を要する．

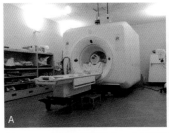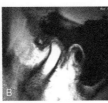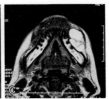

図2-36　磁気共鳴撮像（MRI）撮影装置と画像
A：MRI撮影装置，B：顎関節領域のMR画像，C：血管腫のMR画像

7）超音波断層撮影装置（US：Ultrasonography）（図2-37）

（1）用途

　主に顎下部のリンパ節や唾液腺などの軟組織疾患の検査に用いられる．

（2）特徴

　超音波検査は，超音波（ヒトの可聴域である20〜20,000Hzを超える高い周波数の音波）を検査部位に当て，その反響を測定して映像化する検査法であり，被曝はない．

8）嚥下造影検査（VF：Swallowing videofluorography）機器（図2-38）

（1）用途

　嚥下造影検査は嚥下障害を呈する患者に適応し，誤嚥・咽頭残留の有無を調べるだけではなく，口腔・咽頭・食道の動きを観察し，機能や形態の異常を明らかにし，その原因や対処法を探し出して患者に提供できる．

　CTやMRIにおいて，より正確な診断やより小さな病変の検出に造影剤を用いることもある．通常，静脈から注入して撮影するが，目的によっては唾液腺や関節腔，リンパ管に注入することもある．歯科では腫瘍，膿瘍，囊胞，唾液腺，上顎洞，顎関節などの造影検査が行われる．

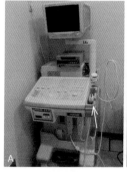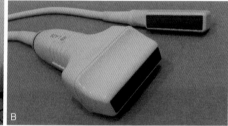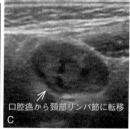

図2-37　超音波断層撮影装置（US）と画像
A：超音波断層撮影装置，B：矢印部の拡大，C：画像

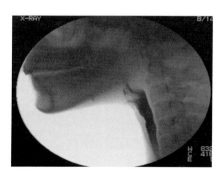

図2-38　嚥下造影検査（VF）画像

（2）特徴

嚥下造影検査にはバリウムの入った模擬食品を嚥下させ，口への取り込みから嚥下の終了までの過程を造影剤の動きによってエックス線透視で観察する．被曝量は通常の胸部エックス線撮影と同じ程度といわれている．

CT造影剤にはヨード造影剤を用いることが多く，ヨードに過敏症のある患者，重篤な甲状腺疾患患者には禁忌である．軽度の副作用としては吐き気，嘔吐，かゆみ，熱感があり，まれに咽頭浮腫，呼吸困難，ショックを起こすことがある．

MRI造影剤にはガドリニウム製剤が使用され，ヨード造影剤より投与量も少なく副作用の頻度も低い．

9）嚥下内視鏡検査（VE：Swallowing videoendoscopy）機器（図2-39）

嚥下内視鏡検査はVFと並ぶ摂食嚥下障害の主たる検査方法である．

（1）用途

声門閉鎖機能，唾液や分泌物，食塊などの咽頭残留などを観察・評価する．咀嚼の程度や唾液との混和の状態などについて食塊を実際に観察する．さらに，VFと同様に誤嚥・咽頭残留の有無やその程度だけではなく，その原因や対処法も検査できる．

（2）特徴

内視鏡（ファイバースコープまたは電子内視鏡）を鼻腔から挿入し，咽喉頭部を観察する方法である．普段の食事を使用するので，必要機材があれば在宅診療や病院でのベッドサイドでも行えること，被曝がないことが利点である．欠点としては嚥下の瞬間が見られないこと，内視鏡を挿入する際に違和感があることがあげられる．

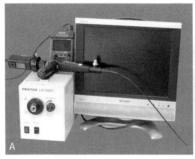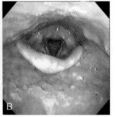

図2-39　嚥下内視鏡検査（VE）機器と画像

A：嚥下内視鏡検査機器，B：画像

2. エックス線撮影関連器材

1）口内法エックス線フィルム

（1）用途

口内法エックス線撮影に用いられる．

（2）特徴

フィルムサイズは標準型デンタルフィルムと小児用デンタルフィルム，咬合型フィルムなどがある．フィルムは遮光と防湿のために包装され，包装全体をフィルムパケットという（図2-40）．

フィルムパケットの中には，鉛箔，遮光用の黒紙，フィルムが入っている．パケットの中には1枚もしくは2枚のフィルムが入っているものがあるので，事前に確認し，現像する．パケットの外装には小さな突起や番号シールが1カ所に貼られ，表裏識別ができるようになっている．

フィルムパッケージの上面にD，E，Fのような記載があるが（図2-41），これはフィルムの感度を示す（図2-41）．口内法エックス線フィルムには感度の異なるものがあり，DよりFのほうが感度は高くなり，照射時間は短く済む．また，使用期限も印字されているので期限の近いものから使用し，直射日光の当たらない冷暗所で保管する．

2）パノラマエックス線フィルム（図2-42）

（1）用途

パノラマエックス線撮影やパノラマ顎関節側方向4分割エックス線撮影に用いられる．

（2）特徴

パノラマエックス線フィルムはデンタルフィルムとサイズが異なり（305×150mm，305×203mm），カセッテに入れて撮影する．カセッテには増感紙が貼付されているが，正しくフィルムをセットしロックしないと，増感紙とフィルムの密

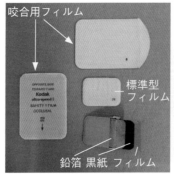

図2-40　口内法エックス線フィルムパケット

図2-41　フィルムパッケージ

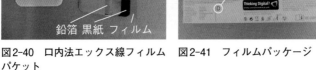

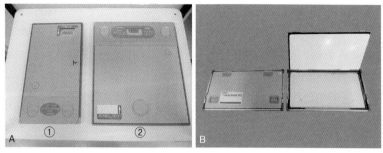

図2-42　パノラマエックス線撮影用フィルムカセッテ
A：①パノラマエックス線フィルム用カセッテ，②セファロエックス線フィルム用カセッテ
B：パノラマエックス線フィルムのカセッテを開閉したところ

着不良により写真が不鮮明になることがある．また，増感紙の汚れや経年的劣化も考慮し，専用クリーナーでの清掃や5〜7年で増感紙を交換することが大切である．

　カセッテにフィルムを入れる作業は暗室もしくは暗箱内で行う．また，フィルムをカセッテにセットする際には誤診を防ぐため，患者氏名，左右側，撮影年月日などをフィルムに記載するためのフィルムマーカーを貼っておく．

3）セファロエックス線フィルム

（1）用途

頭部エックス線規格撮影（セファログラフィ）に用いられる．

（2）特徴

　フィルムの大きさは対象となる部位や患者の大きさなどにより六ツ切（8×10インチ），四ツ切（10×12インチ）を用い，パノラマエックス線フィルム同様に増感紙の貼付されたカセッテに入れて使用する．

　通常，散乱線を防いで画質の鮮鋭度をよくするため8：1程度のグリッドが用いられる．

グリッド
格子状構造をした鉛箔板で，受像面の前に置き，散乱線を除去するものです．

4）CCD，IP

（1）用途

　画像診断においてデジタル化が一般化し，歯科用デジタルエックス線画像ではフィルムの代わりに固体半導体センサー（CCD；Charge-Coupled Dcvice）やイメージングプレート（IP；Imaging Plate）を使用する．

（2）特徴

　センサーの感度がフィルムより高いので被曝量が軽減される．また，現像操作やフィルムが不要であること，パソコン上の操作でコントラストの調整が可能であること，その後の画像管理もデータ保存できることなどが利点としてあげられる．

（3）CCD方式（図2-43）

　CCDを口腔内に挿入し，エックス線で撮影された情報をデジタル化し，パソコ

ン上に画像化されるシステムである.

　撮影された画像情報はケーブルを介してコンピュータに転送されるので,現像処理や読み取り操作がなく,撮影後すぐに画像を確認することができる.

　口腔内に挿入するセンサーは厚みがありケーブルが出ているので,撮影前の設定時に患者に声かけを多くするなどの配慮が必要である.

(4) IP方式(図2-44)

　IPはデンタルフィルムとほぼ同じ大きさで,従来の撮影装置のままで撮影手順も変わらない.

　IPに記憶された情報を専用のレーザースキャナで読み取りコンピュータで画像化するのでCCDに比べ手間と時間がかかる.

5) 現像装置(図2-45)

(1) 用途

エックス線フィルムの現像に用いられる.

(2) 特徴

エックス線フィルムの現像には自動現像機が使用される.暗室もしくは暗箱内で

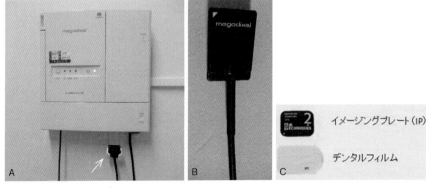

図2-43　CCDとIP・デンタルフィルム
A:CCD,B:矢印の拡大,C:IP・デンタルフィルム

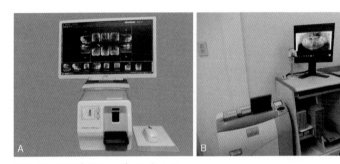

図2-44　IPの専用レーザースキャナ
A:口内法エックス線IP用スキャナ,B:パノラマエックス線IP用スキャナ

フィルムパケットからフィルムを取り出し，ローラーの間にフィルムを挿入するとローラーによって自動的に現像槽，定着槽，水洗槽に送られて現像ができあがる．現像液，定着液は繰り返し使用することで酸化や劣化が生じるので定期的に交換し，使用頻度によっては水の交換を頻繁に行うことが望ましい．現像液や定着液の交換月日をタンクに貼っておくとよい．

　ローラーにも汚れが付着するので定期的にローラー部分を水洗し清掃する．使用済み現像液と定着液は別の容器に保管し，廃液処理業者に引き渡す．

6）撮影補助用具

（1）フィルムホルダー（図2-46）

　前歯用，臼歯用などがあり，フィルムを患者が保持しないのでフィルムを曲げずに位置づけられ，コーンの位置づけが容易にできる．

（2）防護エプロン（図2-47），ガラスバッジ，ルミネスバッジ（図2-48）

　エックス線撮影時には患者には防護エプロンを使用する．また，撮影者はガラスバッジやルミネスバッジを着用し，一定期間の被曝線量を測定する．

（3）フィルムマウント（図2-49）

　口内法エックス線写真を保管するためにはフィルムマウントを使用し，患者氏名，撮影年月日，撮影部位を記載する．フィルムマウントには1枚～複数枚マウントできるものがある．

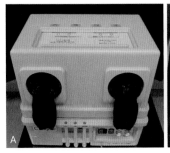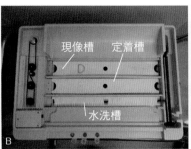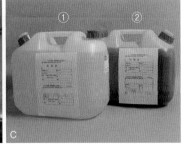

図2-45　自動現像機と廃液
A：自動現像機，B：自動現像機を上から見た様子，C：①定着液，②現像液

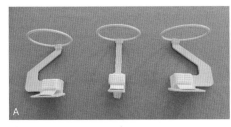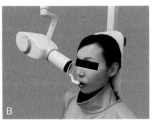

図2-46　フィルムホルダー
A：左から，上顎右側・下顎左側臼歯部用，前歯部用，上顎左側・下顎右側臼歯部用
B：使用時の様子

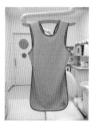

図2-47　防護エプロン

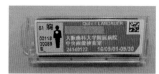

図2-48　ルミネスバッジ

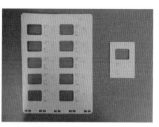

図2-49　フィルムマウント

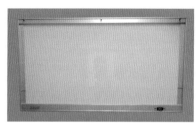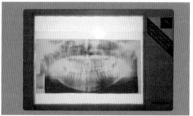

図2-50　ライトボックス（シャウカステン）
エックス線写真を観察するのに使用する．

(4) ライトボックス（シャウカステン，図2-50）

エックス線写真を観察するためのものである．十分な明るさがないと読影に影響がある．

6 － 口腔内写真撮影用器材

初期時からメインテナンス時までを各段階で撮影しておくことは，患者を長期にわたって管理していくうえで，歯周検査と同様，患者記録資料として重要な視覚データとなる．患者に対して治療効果の説明や動機づけとして活用される．

撮影時には狭い口腔内を撮影するのに適したカメラや，視野を拡大するための口角鉤などの補助用具も準備する．

1. 口腔内写真撮影用カメラ

1) 口腔内写真撮影用カメラ（図2-51）

口腔内写真撮影は一定の配光条件で狭くて奥深い口腔内を撮影できるように，リングフラッシュやサイドフラッシュ，光拡散アダプターがカメラに組み込まれている．また，ミラーを使用しての撮影，顔貌の撮影，"テカリ"なく色調をみるための撮影など撮影シーンに合わせたモードが選べるようになっている．カメラ本体の重量も軽量でコンパクトなものがあり，片手で手軽に撮影できるようになった．

デジタルカメラでは撮影後すぐに写真が確認でき，失敗写真があればその場で再

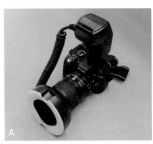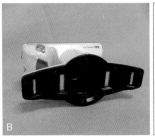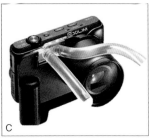

図2-51　口腔内写真撮影用カメラ
A：リングフラッシュタイプ，B：サイドフラッシュタイプ，C：光拡散アダプター付き

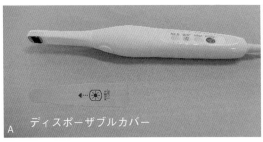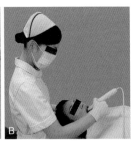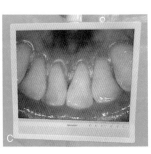

図2-52　小型口腔内カメラ
A：小型口腔内カメラ，B：撮影時の様子，C：撮影した画像はモニターに表示される

撮影ができるので正確な記録を残すことができる．また，歯科用ライトにムービーカメラが一体化されたものでは第三者が撮影する必要はなく，術式をそのまま映像記録として残すこともできる．

2）小型口腔内カメラ（図2-52）

ハンドピース型をしているカメラを口腔内に挿入して撮影できるため，局部をより鮮明に写し出せる．静止画と動画のどちらも撮影できる機能があり，撮影画像をパソコンに保存できる．

感染予防のため，使用時には専用のディスポーザブルカバーを使用する．

2. 口腔内写真撮影に必要な補助器材

1）口角鉤（図2-53）

（1）用途
口唇，口角を牽引し，視野を拡大するために使用する．

（2）特徴
口唇の形態に合わせた曲面で作られ，成人用，小児用などがある．口角鉤を使用するときは，片方ずつ下唇を引っかけて口角までスライドさせていく．このとき口角鉤の内面を少し水で湿らせておくと滑りやすい．

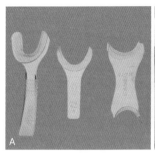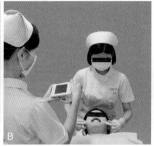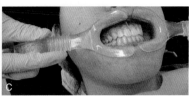

図2-53　口角鉤

A：口角鉤，B：一人が口角鉤を使い，もう一人が撮影している，C：使用時の様子

2）口腔内写真撮影用ミラー（図2-54）

（1）用途

側方面観および咬合面観などの撮影に用いられる．

（2）特徴

撮影部位に合わせて咬合面観撮影用と側方面観撮影用とがある．材質はステンレスとガラスがあり，ステンレスミラーはガラスミラーと比較して薄いが反射像は多少暗くなる．

口腔内写真撮影用ミラーを使用するときは鏡面が曇らないよう撮影直前にミラーを温めたり，撮影時に軽くエアをかけるとよい．

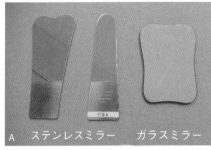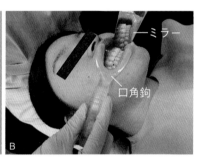

図2-54　口腔内写真撮影用ミラー

A：各種口腔内写真撮影用ミラー，B：口角鉤とミラーを使用している様子

3章 歯科衛生にかかわる機器

❶口腔清掃用機器の用途と特徴を説明できる.

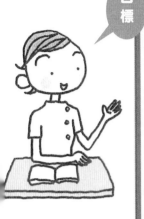

❶—口腔清掃用機器

　歯および口腔の健康な状態を維持・増進するための専門的な処置を実施する際,歯科衛生にかかわる機器を使用する.口腔清掃用機器には,電動歯ブラシ,口腔内洗浄用機器や歯面清掃器などがあり,歯面に付着したバイオフィルムの破壊およびプラーク,歯石,舌苔や色素沈着(ステイン)の除去を効率よく行うことができる.機器の選択は,口腔内の付着物・沈着物の付着状況や期待する効果を考慮して決定する.

　これらの機器のうち電動歯ブラシ,口腔内洗浄用機器の一部はセルフケア用品として対象者が日常的に使用するために市販されているものもある.

1. 電動歯ブラシ

　電動歯ブラシは,駆動機構によって,電動歯ブラシ,音波歯ブラシ(音波振動式電動歯ブラシ),超音波歯ブラシの3種類に分類される.

　本体には,電源スイッチがあり,ブラッシングモード,電池残量表示ランプなどがついていることが多い.ブラシヘッドは,毛先が電源スイッチのあるハンドルの正面を向くようにしっかり差し込み使用する.

1）電動歯ブラシ

（1）用途

　操作方法が簡単なので，細かい操作が困難な高齢者，要介護者，障害者や矯正装置の装着者などのセルフケアに推奨されてきたが，最近では対象者の範囲が広がっている．多種多様なものがさまざまな場所で販売され，対象者が手軽に購入できる．

（2）特徴

　電動で歯ブラシの毛先を1分間に約2,000〜10,000回振動あるいは反転させ，機械的に付着物を除去する．電動ストロークで清掃するため，毛先を歯面に軽く当て，歯列に合わせて移動させる．ストローク様式は，ヘッド部分が動くものと，毛束が個別に回転するものなどがある．充電式と乾電池式があり，安価なものから高価なものまである．

2）音波歯ブラシ（音波振動式電動歯ブラシ）（図3-1）

（1）用途

　音波歯ブラシは，歯科診療の前やメインテナンス時の歯面清掃に用いられるが，対象者へのセルフケア用品として推奨することが多い．したがって，製品の種類やそれぞれの機種の特徴や効果を把握しておく必要がある．

（2）特徴

　リニア駆動により，1分間に約30,000回の振動による音波エネルギーで，歯面の清掃を行う．電動歯ブラシは毛先で機械的に歯面の付着物を除去するが，音波歯ブラシは，さらにブラシの毛先と口腔内の唾液などの水分で音波振動による液体流動力を引き起こし，毛先の届きにくい歯間部や歯周ポケット内のプラークを効果的に除去する．

　電動歯ブラシと同様，ハンドルである本体とブラシヘッドで構成されている．毛先を歯面や歯肉に軽く当て，歯列に添ってゆっくり移動させる．歯ブラシ自体を動かすと，音波振動効果を減弱させてしまうので，手によるストロークは不要である．ブラシヘッドは，清掃の目的に適した付属ブラシを選択する．舌には専用のブラシヘッドを使用する（図3-2）．

　強く圧力がかかると自動的にブラシの動きと速度を調整する機能や，タイマー機

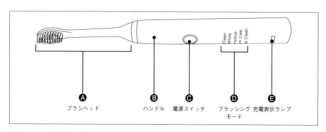

図3-1　音波歯ブラシ　各部の名称

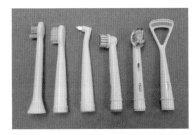

図3-2　各種ブラシヘッド（右端が舌専用ブラシヘッド）

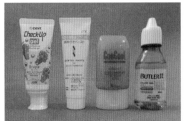

図3-3　電動歯ブラシに適した歯磨剤

能を搭載しているものもある.

　音波歯ブラシに歯磨剤を使用する場合は，電動歯ブラシ専用歯磨剤か研磨材の配合の少ない歯磨剤を使用する（**図3-3**）.

3）超音波歯ブラシ

（1）用途

　音波歯ブラシと同様，メインテナンス時の歯面清掃の実施やセルフケア用品として推奨することが多い.

（2）特徴

　把柄部に内蔵された超音波発振子が生み出す120万〜160万Hzの超音波振動が口腔内の水分に働きかけ，毛先が直接届きにくい臼歯部，歯間部，歯周ポケットなどの清掃ができる. また，歯面に形成された不溶性グルカンの破壊により，プラークの付着力を低下させることもできる.

　電動歯ブラシや音波歯ブラシのように機械的な運動による清掃効果ではないので，本体から発する超音波振動だけでなく，手によるストロークが必要である.

2. 口腔洗浄器（図3 4, 5）

1）用　途

　歯ブラシでは取り切れない歯間部や歯周ポケット内に残存するプラークを，強力な水流を噴射して洗浄することができる. ただし，歯面に付着しているプラークは水流だけでは除去できないため，手用歯ブラシや電動歯ブラシを併用することで，より効果的な清掃が可能となる.

　操作時は，口腔内にノズルを挿入し，噴射部位にノズルの先端を当ててから，電源を入れて操作する.

2）特　徴

　電動歯ブラシと同様，セルフケア用品として推奨することが多い.

　口腔洗浄器には，大容量の給水タンクを本体に取りつけ，ホースによってグリッ

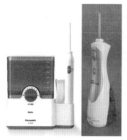
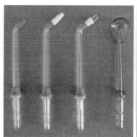
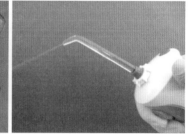

図3-4　口腔洗浄器　　　　図3-5　口腔洗浄器のチップ先端

プまでつなげてあるものと，小さな給水タンクを本体に取りつけてグリップと一体化させて使用するものがある．

3. 歯面清掃に用いる機器

　歯面清掃に用いる機器は，歯科衛生士が歯科予防処置やメインテナンス時に用いる使用頻度の高い歯科機器であり，主なものとして，超音波スケーラー，エアスケーラー，歯面清掃器，歯科用電動式ハンドピースがある．
　これらの機器は，使用目的に合わせたチップやブラシなどを本体に装着して使用する．

1）超音波スケーラー（図3-6）
（1）用途
　電気エネルギーを超音波機械振動に変換し，そのエネルギーでプラークや歯石，ステインの除去，洗浄・清掃に使用する．
（2）特徴
　超音波スケーラーの振動数は1秒間に25,000～40,000回である．スケーリングの

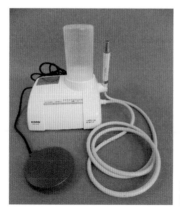

図3-6　超音波スケーラー（外部注水装置：ボトル・タンク式注水システム）

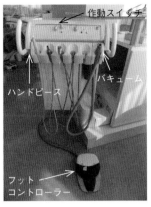

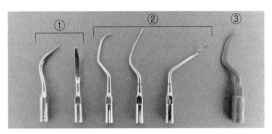

図3-7 超音波スケーラー各部の名称

図3-8 超音波スケーラー（ピエゾ式）のインサートチップ
①スタンダードチップ，②ペリオハードチップ（メタルソフト），③ペリオソフトチップ（プラスチック製）

ほかに根管治療や初期う蝕治療に使用可能な機種もある．

　機器は，本体の発振器，給水システム，ハンドピース（電気エネルギーを機械的振動に換える変換器），インサートチップおよび作動スイッチ，フットコントローラーで構成される（図3-7）．インサートチップは使用目的に合わせて選択する（図3-8）．種類は，ピエゾ（電歪）方式とマグネット（磁歪）方式の2つのタイプがあり，それぞれ振動の形態が異なる（図3-9）．ピエゾ方式のチップの先端は前後方向への線形の動きをするため，チップの先端2～3mmの側面を使用する．チップの形態によっては複合的な動きをするものもある．マグネット方式のチップの先端は楕円形の動きをしており，チップのすべての面を作業部として使用できる．イリゲーション（歯周ポケット内の洗浄）には，刃のついていないチップを使用する．

　心臓ペースメーカー使用者にはペースメーカーの誤作動を招くおそれがあるので，超音波スケーラーの使用は避ける．

　超音波スケーラーは，ハンドピース内の変換器に発生する多量の熱を冷却するため，ハンドピース内からインサートチップ先端まで水が通過する．この水が超音波振動によって噴霧状になり，キャビテーション（真空泡沫現象）が生じる．これによって歯肉縁下に残留する剝離された歯石やバイオフィルムの除去・洗浄を行うこ

キャビテーション
液体が超音波振動によって短時間に気泡の発生と消滅が起きる現象のことです．

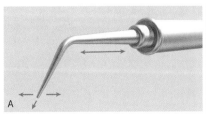
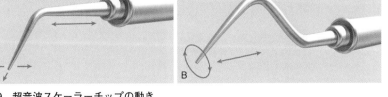

図3-9 超音波スケーラーチップの動き
A：ピエゾ方式，B：マグネット方式

とができる．給水は，外部注水装置のボトル・タンク式注水システムやステリ式注水システムのほか，チェアユニットに接続して給水を行うものがある．外部注水装置のものは，歯科訪問診療など診療室の外部への運搬，使用が可能である．

2) エアスケーラー（図3-10～14）

(1) 用途

エアタービン用の圧縮空気を利用して，ハンドピースに装着したチップを微振動させ，歯石を除去するために用いる．

また，ナイロン製ブラシを専用ホルダーに装着すると，咬合面やインプラント埋入後のアバットメントの清掃や根面板周囲の清浄など複雑な補綴装置の細部のプラーク除去を行うことができる．

(2) 特徴

振動数は2,000～6,500Hzであり超音波スケーラーの1/10程度である．電気的なエネルギーで作動していないため，心臓ペースメーカーの使用者にも用いることができる．

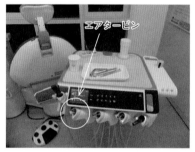

図3-10　エアスケーラーの接続部

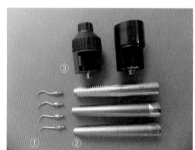

図3-11　エアスケーラー各部
①チップ，②ハンドピース，③着脱器

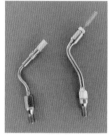

図3-12　エアスケーラー用ナイロン製ブラシ
ハンドピースに装着して使用することができる．

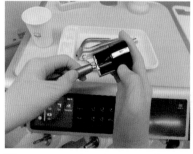

図3-13　エアスケーラーハンドピースへのチップ装着

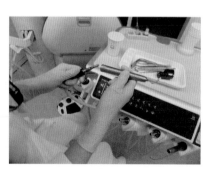

図3-14　エアタービンへの接続

3) 歯面清掃器

(1) 用途

エアタービンの空気圧をかけることによって，エア（空気）とパウダー（歯面研磨材）がハンドピースを通ってノズルから噴射し，歯面に付着したプラークやステインを除去し，清掃するものである．

(2) 特徴

エアとパウダーを混合する部分が，装置本体に設置されているもの（**図3-15**）と，パウダーケースがハンドピースと一体化され，本体をエアタービンホースに接続するものがある（**図3-16**）．

使用するパウダーは，主成分がグリシンのものと炭酸水素ナトリウムが主成分のものがある．強固に付着したステインの除去には炭酸水素ナトリウムを用いる（**表3-1，図3-17**）．炭酸水素ナトリウムは，消化器官に重篤な潰瘍のある患者，塩分摂取制限のある患者，慢性の気管支炎，喘息，その他の呼吸器疾患のある患者などには使用できない場合がある．

4) 歯科用電動式ハンドピース（図3-18）

(1) 用途

歯面に付着したプラークの除去やスケーリング後の歯面の残留物除去および滑沢化，ステインの除去を行う．

(2) 特徴

歯科診療で使用されるコントラアングルハンドピースが使用されるほか，充電式のコードレスタイプのものもある（**図3-19**）．いずれの場合も，歯面清掃専用のアタッチメントやコントラアングルハンドピースヘッドにブラシ・ラバーカップ・ラ

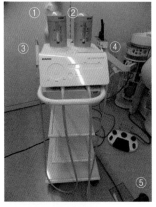

図3-15　歯面清掃器
①歯周ポケット用パウダーボトル，②歯面清掃用パウダーボトル，③歯周ポケット用ハンドピース，④歯面清掃用ハンドピース，⑤フットコントローラー

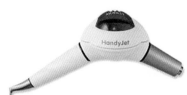

図3-16　歯面清掃器（パウダーケース一体型ハンドピース）

表3-1 歯面清掃器に使用するパウダーの概要および用途

主成分	主成分の概要	平均粒子径	用途
グリシン	・アミノ酸の一種 ・非常に高い水溶性を持ち合わせている. ・食品にも用いられ, 甘みがある. ・エナメル質, 象牙質よりもモース硬度が低く, 軟らかい. ・炭酸水素ナトリウムに比べると清掃力は低いが, 歯面は滑沢に仕上がる.	25μm	・歯肉縁上・歯肉縁下のバイオフィルムの除去 ・歯頸部付近やインプラント周辺の清掃 ・矯正装置周辺のバイオフィルムの除去 ・歯周ポケットにも使用可能
		65μm	・歯肉縁上の軽度なステイン除去 ・矯正装置周辺の軽度なステインの除去
炭酸水素ナトリウム	・別名：重炭酸ナトリウム ・清掃能力が高い.	65μm	・歯肉縁上の強固なステインの除去

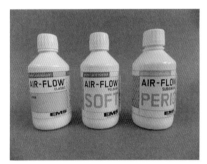

図3-17 歯面清掃時に使用するパウダー

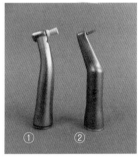

図3-18 ハンドピース
①コントラアングルハンドピース, ②エバチップハンドピース

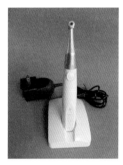

図3-19 ハンドピース（充電式）

バーポイントなどを装着して使用する（**図3-20**）. ブラシなどの装着法はバーと同じラッチタイプのほか, スクリュータイプ, スナップオンタイプ, マンドレールジョイントなどがあり, 用途によって選択する. また, エバチップハンドピースを往復運動させるエバコントラもある. 各種歯面研磨材（**図3-21**）を併用することで

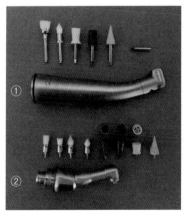

図3-20 ハンドピース用ブラシ, ラバーカップ, ラバーポイント
①コントラアングルハンドピース用, ②充電式ハンドピース用

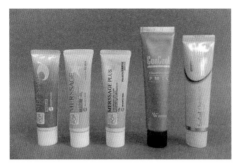

図3-21　各種歯面研磨材

効果をさらに高めることができる.

参 考 文 献

1）全国歯科衛生士教育協議会監修：最新歯科衛生士教本　歯科予防処置論・歯科保健指導論. 医歯薬出版, 東京, 2011.
2）松田裕子：オーラルヘルスケア事典─お口の健康を守るために─. 学建書院. 東京, 2013.
3）伊藤中, 岡賢二：デンタルハイジーン別冊／歯科衛生士のためのペリオドントロジー. 医歯薬出版, 東京, 2016.
4）伊藤公一監修：歯科衛生士別冊／ワンランクアップ PMTC. クインテッセンス出版, 東京, 2006.

4章 検査・診断・治療用機器

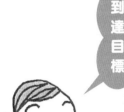

❶全身管理用機器や麻酔用機器，救急救命機器の用途と特徴を説明できる.
❷歯および口腔検査用機器の用途と特徴を説明できる.
❸口腔機能検査用機器の用途と特徴を説明できる.
❹切削用機器の用途と特徴を説明できる.
❺成形修復用機器の用途と特徴を説明できる.
❻歯内療法用機器の用途と特徴を説明できる.
❼歯周治療用機器の用途と特徴を説明できる.
❽印象採得で使用される器材の用途と特徴を説明できる.
❾歯冠修復用器材の用途と特徴を説明できる.
❿有床義歯用機器の用途と特徴を説明できる.
⓫口腔外科用機器の用途と特徴を説明できる.
⓬歯科矯正で使用される機器の用途と特徴を説明できる.
⓭小児歯科用機器の用途と特徴を説明できる.
⓮インプラント治療用機器を説明できる.
⓯歯科訪問診療用機器の用途と特徴を説明できる.

1 －全身管理用機器

　有病者や高齢者の歯科治療や歯科訪問診療の機会が増えるなか，歯科治療が患者の大きなストレスとなり，患者のもつ基礎疾患を増悪させることがある．そのため，患者の全身の状態を把握し，その変化を早期に察知するために，有病患者や高齢患者においては特に全身管理が必要であり，そのために用いる機器の用途や特徴を理解しておく（**表4-1**）.

1）体温計

（1）用途

体の温度（体温）を測るために用いる.

（2）特徴

　体温を測定することで，患者の健康状態を把握できる．体温には個人差があり，腋窩の体温は35～38℃である．そのため，体温計では30～40℃の範囲で精密に計測できる.

　現在は電子体温計が主流であり，腋窩用，舌下用と耳孔用，直腸用がある．外気の影響を避けるため，計測部位の温度が完全に温まった温度（平衡温）で測定する必要がある．計測時間は腋窩で10分，口腔で5分といわれている．現在は，計測時間を短縮するために平衡温を短時間で分析・演算して表示する方法が用いられてい

表4-1　測定値の見方

測定値	測定機器	基準値	備考
体温	体温計	腋窩温度が基準 35.5～37.5℃	37.0～37.9℃：微熱 38.0～38.9℃：中程度の発熱 39.0℃以上：高温 35℃台以下：低温症
血圧*	血圧計	成人： 　診察室血圧： 　　　　130/80mmHg未満 　家庭血圧： 　　　　125/75mmHg未満 妊婦： 　診察室血圧： 　　　　130/85mmHg未満	収縮期血圧，拡張期血圧のどちらかが越えると正常ではない. 診察室血圧140/90mmHg以上，家庭血圧135/85mmHg以上になると高血圧，妊婦の場合には妊婦高血圧症候群となる.
肺機能	スパイロメーター	努力肺活量 　成人男性：3500mL 　成人女性：2300mL ％肺活量 　成人男女とも80％以上 1秒率 　成人男女とも70％以上	努力肺活量 　男性：2500mL以下 　女性：1700mL以下 →肺の機能が低下 ％肺活量 　79％以下 →肺が萎縮している（拘束性換気障害） 1秒率 　69％以下 →気道が狭くなり息が吐きにくい（閉塞性換気障害）
経皮的動脈血酸素飽和度（SpO$_2$）	パルスオキシメータ	96％以上	95％未満：呼吸不全の疑い 90％未満：在宅酸素療法適用
脈拍数	パルスオキシメータ	高齢者：60～80回/分 成人：60～100回/分 乳幼児：100～140回/分	60回/分以下：徐脈 100回/分以上：頻脈

＊高血圧治療ガイドライン2019による

る.

2) 血圧計（図4-1）

(1) 用途

血圧は心臓のポンプ作用によって全身に血液が送り出されるときに血管にかかる圧力のことで，これを測定するために用いる.

(2) 特徴

心臓が収縮したときの血圧を収縮期血圧（最高血圧），心臓が拡張したときの血圧を拡張期血圧（最低血圧）という. 治療のストレスや緊張が血圧を上昇させる要因になるため，持続的な観察が必要である. 最高血圧160mmHgが歯科治療の継続の目安である.

電子血圧計の測定には，動脈をマンシェット（カフ）で締めつけていったん血液を遮断し，その後空気を抜いて，そのときの血液の流れによって生じる動脈壁の振

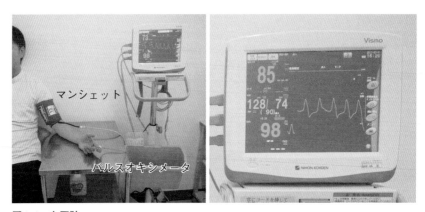

図4-1　血圧計
モニター画面に血圧やSpO$_2$などの測定値が表示される.

動をセンサーでとらえて血圧に換算する方法(オシロメトリック法)が用いられている. 正しい血圧を測定するためには,測定部位は心臓と同じ高さで,マンシェットの中央が上腕内側にくるようにし,マンシェットの下縁が肘関節と重ならないように上に巻き,測定部位とマンシェットの間に1〜2本の指が入る程度に,緩すぎず,きつすぎないように巻くことが大切である.

3)　スパイロメーター(図4-2)

(1)　用途

肺の容積や呼吸機能を検査するために用いる. 呼吸時の呼気量と排気量を測定し,換気の機能を評価する. 通常は肺活量(空気を最大限吸って,肺から吐いたときの量)と努力肺活量(空気を最大限吸い込んで,一気に吐き出した空気量)を測定し,肺線維症や肺気腫などの肺の換気障害の検査に用いる.

(2)　特徴

基本構造は,息を吹き込むマウスピースと吐き出された空気量を測定する流量計と記録装置が一体となった本体,結果を表示するモニターで構成されている. 測定

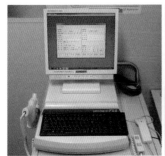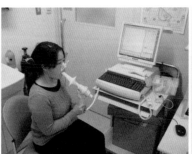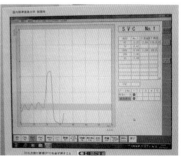

図4-2　スパイロメーター

は，患者の外鼻孔から息が漏れることのないようにノーズクリップで外鼻孔を封鎖後，マウスピースをくわえて，安静呼吸後，ゆっくりと一度大きく息を吐き（最大呼気），次に大きく息を吸い込む（最大吸気）．さらに大きく息を吐き出す（肺活量）．続いて安静呼吸後，大きく息を吸い，一気に強い息で全部吐き出す（努力肺活量）．最初の1秒間に吐き出された空気量（1秒量）が測定され，1秒率（1秒量を努力肺活量で割ったもの）が算出され，肺機能の評価に用いられる．

4）心電計（図4-3）

（1）用途

心臓の電気的な活動状態をグラフに記録したものを心電図という．この計測に用いるのが心電計であり，これによって心臓の状況を把握する．

（2）特徴

最も一般的な検査は安静時の心電図検査で，心臓の活動によって生じる電位差を測定する方法である．

安静時の落ち着いた状態で仰向けになり，心臓の電気活動を記録する12肢誘導心電図が一般的である．左右の両手首，両足首と胸部の右室，心室中隔付近，左室相当部の胸部に6本の電極を装着し，心臓を中心で輪切りにした電気信号を観察し，心疾患の診断と治療に活用する．肢誘導から6種類の波形と胸部誘導から1種の波形を導出するため12種類の波形が記録される．電極の装着異常を電気的に検出してしまうため，患者の発汗，アルコールによる清拭などの皮膚の前処置不足，電極の乾燥やリード線の断線，コネクターの接触不良などが正しく心電図を測定できない原因となる．

歯科診療中のモニタリングとしては，3点誘導法が用いられる．電極を胸に貼ることが難しいので，赤色電極（－極）を右前腕内側に，緑色電極（＋極）を左足に，黄色電極を左手に貼り，I誘導で心臓をとらえる．緑色電極を左足に貼ることが難

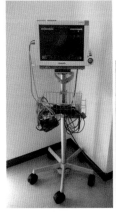
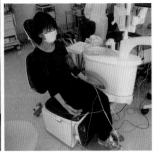
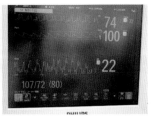

図4-3　心電計

しい場合，一般的でないが左前腕内側に貼っても，心臓のモニタリングを行うことが可能である．

5）筋電計（図4-4）

（1）用途

筋の電気的な活動状態をグラフに記録したものを筋電図という．この計測に用いるのが筋電計であり，これによって筋肉の状況を把握する．歯科領域では，咬筋，側頭筋などの咀嚼筋群の筋電図が最もよく用いられており，顎関節症の検査・診断や外科的矯正治療後の検査・診断に利用される．

（2）特徴

筋は支配神経の興奮によって収縮することから，神経の興奮を筋線維の活動電位として体組織を介して表面で観察する方法が表面電極筋電計で，一般に広く用いられている．歯科領域では，側頭筋，咬筋，顎二腹筋などの近くの皮膚表面に電極を貼り，咀嚼運動時の個々の筋運動を測定し，咀嚼筋群の活動量を筋放電の振幅，積分値やRMS（root mean square）や筋活動量の左右比などで評価する．筋電計は，測定電極，不感電極（アース）と信号増幅器，表示と記録部から構成される．

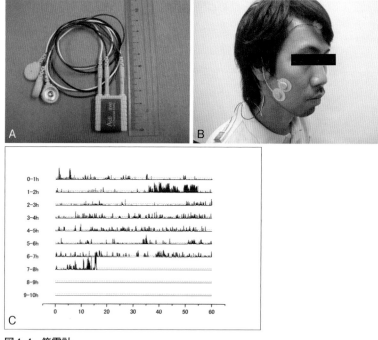

図4-4 筋電計
A：筋電計，B：測定の様子，C：筋電図

6) パルスオキシメータ（図4-5）

(1) 用途

センサーを指先や耳朶（耳たぶ）につけて脈拍数と経皮的動脈血酸素飽和度（SpO_2）を非侵襲的に測定するために用いる.

患者の負担が少なく，リアルタイムで瞬時に測定できることから，呼吸器系疾病の重症度の判定やスクリーニング，診断，経過観察などに用いられる. 歯科領域では，歯科訪問診療時に患者の不具合を発見するモニタリング機器として用いられる.

(2) 特徴

血中のヘモグロビンは酸素と結合，酸素の放出を繰り返している. 前者を酸化ヘモグロビン，後者を還元ヘモグロビンとよび，酸化ヘモグロビンは赤外線付近の光（赤外光）を吸収し，還元ヘモグロビンは赤色光付近の光を吸収する特徴をもっている. パルスオキシメータはこの特徴を利用し，赤色光と赤外光の2つのLEDを発光させ，生体を透過した光をセンサーで測定し，赤色光と赤外光の透過光比率から酸化ヘモグロビンと還元ヘモグロビンを求め，その比率から酸素飽和度を求めている. これにより，体に十分な酸素量が供給できているかどうかが判断できる.

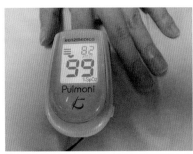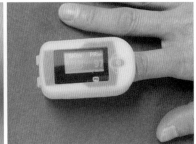

図4-5　パルスオキシメータ

②—麻酔用機器

1. 注射器

　浸潤麻酔・伝達麻酔には歯科用のカートリッジ式注射器が用いられる（**図4-6,7**）．滅菌して再使用する．

2. 注射針

　カートリッジ式注射器には，専用の注射針が用いられる．局所麻酔薬カートリッジ内に貫通する刺入部があり，逆針とよばれる（**図4-8**）．一般の医科で用いられる注射針より細く〔太さ27 G（0.4 mm），30 G（0.3 mm），33 G（0.26 mm）〕，細ければ細いほど刺入時の痛みは軽減される．針の長さは21mmまたは12 mmがある．

　伝達麻酔にディスポーザブルの注射器を使う場合は，23 G（太さ0.6 mm，長さ32 mm）の注射針を選ぶことが多い（**図4-9**）．

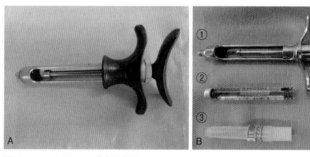

図4-6　カートリッジ式注射器
B：①カートリッジ式注射器，②局所麻酔カートリッジ，③注射針

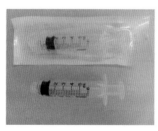

図4-7　伝達麻酔に使用される5mL注射器

伝達麻酔にはディスポーザブルの5mL注射器（シリンジ）を用いることもある．

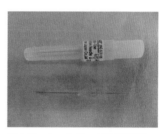

図4-8　カートリッジ用注射針

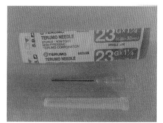

図4-9　伝達麻酔用注射針

3. 全身麻酔器

　全身麻酔下で歯科口腔外科手術を行う場合には全身麻酔器，呼吸回路，リザーバーバッグ，喉頭鏡，気管チューブ，各種テープなどが必要で，さらに，全身麻酔を実施する全身麻酔薬，麻薬，筋弛緩薬などを用いる（**図4-10，11**）．

4. モニター機器

　全身麻酔や精神鎮静法，重篤な全身疾患を合併している患者の安全な全身管理のために，血圧，心拍，脈拍，心電図，呼吸，経皮的動脈血酸素飽和度，体温，酸素・二酸化炭素，麻酔薬の濃度，脳波などの状態を正確に把握するためのモニター機器が用いられている．特に全身麻酔ではこれらの数値や波形が1つの機器でチェックできる多機能のモニター機器を使用することが多い（**図4-12，13**）．

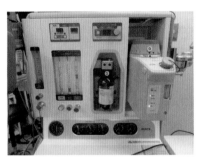

図4-10　全身麻酔器

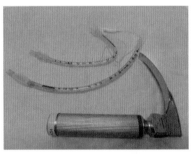

図4-11　気管チューブ，喉頭鏡

喉頭鏡を用いて喉頭を展開し，気管チューブを気管内に挿入・留置して気道を確保し，全身麻酔を実施する．

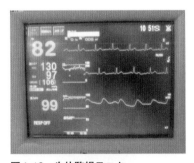

図4-12　生体監視モニター

血圧計，心電計，パルスオキシメータを装着し，上段の脈拍数（82/分），中段の血圧（130/97 mmHg），下段の経皮的動脈血酸素飽和度（99%），心電図と脈波をモニタリングしている．

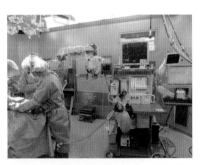

図4-13　手術室に設置されている全身麻酔器とモニター機器

❸—救急救命機器

　救急救命は日常の歯科臨床で遭遇することはきわめてまれであるが，ひとたび発生した場合にはそこに居合わせた者全員で，すばやく効果的な処置を行う必要があり，心肺蘇生をチームワークで取り組む理由となっている．下記の機器は，心肺蘇生を効率的に行うためにきわめて有効で，これらのなかでも特にAED（自動体外式除細動器）は必須である．歯科診療にかかわる者全員が，これらの使用法を知っておくことが，救急救命の成功率を上げる．

　なお，救命の連鎖とよばれる，① 心停止の予防：早期の除細動，② 早期認識と通報：意識のないことを確認した場合の119番通報などの救急システムの稼働，③ 一次救命処置（Basic Life Support：BLS）：胸骨圧迫心マッサージ，気道確保，人工呼吸，AEDの使用，④ 二次救命処置（Advanced Life Support：ALS）と心拍再開後の集中治療：必要な薬剤投与，専門機関への搬送，以上4つの処置をできるだけ同時に開始することが求められている．

1. ポケットマスク

　頭部後屈・頸部伸展・顎先挙上などで気道を確保し，被救助者に救助者の呼気を吹き込んで呼吸を再開させようとする際，直接的に口対口（鼻）の人工呼吸をするより，ポケットマスクを用いると，確実に吹き込みができ，救助者の姿勢がとりやすく，さらに一方弁があるので吐物などが救助者に達しないなどの利点がある（図4-14，15）．

2. エアウェイ（経口・経鼻）

　気道の確保が困難な場合には口腔内または鼻腔内にチューブを挿入・留置して，確実な人工呼吸を行う．

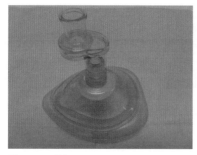

図4-14　ポケットマスク
小型で救助者側には一方弁とフィルターが付いている．

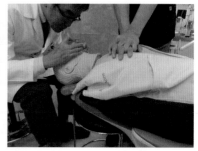

図4-15　ポケットマスクの使用法
口対口と比較して，より効果的に人工呼吸を行うことができる．

それぞれのエアウェイを挿入・留置して，気道を確保する（図4-16〜18）．バイトブロックは口腔内をチェックしたり異物を取り除いたり，吸引するために使用する．

3. バッグバルブマスク

呼気吹き込み法では16％程度の酸素しか供給できず，救助者の疲労も大きい．バッグバルブマスクでは，リザーバーバッグを空気（21％の酸素濃度）または純酸素を介して与えられるため，確実に気道を確保しておけば，長時間の人工呼吸が可能となる（図4-19, 20）．

4. 自動体外式除細動器（AED：Automated External Defibrillator）

臨床的な心停止で，心電図で心室細動または心室頻拍が認められた場合には，可及的速やかに電気的除細動（電気ショック）が必要となる．これが必要かどうかを判断するためには，心室細動と心室頻拍の2種類の心電図波形を診断しなければな

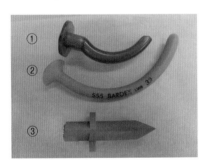

図4-16　①オーラル（経口）エアウェイ，②ネーザル（経鼻）エアウェイ，③バイトブロック

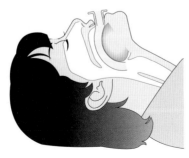

図4-17　オーラルエアウェイの留置の位置

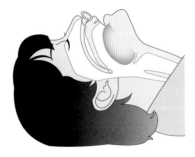

図4-18　ネーザルエアウェイの留置の位置

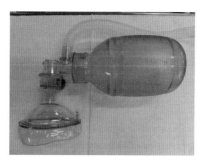

図4-19　バッグバルブマスク

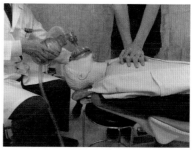

図4-20　バッグバルブマスクの使用法
片手でフェースマスクを漏れのないように鼻と口を覆い気道確保をしながら，もう片方の手でリザーバーバッグを押して人工呼吸を行う．

らない．この診断を自動的かつ正確に行い，電気的除細動を促す機器がAEDであり，医療施設だけではなく駅や学校などの公共施設にも備えられている．2つの電極パッドを胸部に貼ると自動的に心電図検査を始め，除細動が必要な上記のいずれかの心電図波形と診断すると，音声で除細動を促し，さらに，除細動の後の胸骨圧迫をはじめとするそれ以降の心肺蘇生の実施手順を指示する（図4-21，22）．

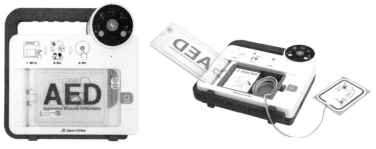

図4-21　AED
意識がなく脈が触れない場合には，可及的速やかに前胸部の右上と左下に電極パッドを貼り心電図の診断を得る．

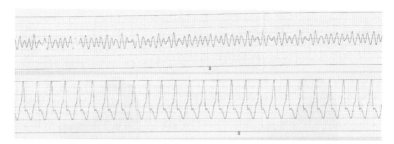

図4-22　心室細動（上）と心室頻拍（下）
AEDはこれら2種類の心電図波形を診断し，救助者に除細動を促す．

④—歯および口腔検査用機器

　口腔内検査によって患者の客観的なデータを収集することができ，それらは適切な診断と治療計画を立案するために必要不可欠なものである．この検査には，視診，触診，打診，嗅診，温度診，歯髄電気診，エックス線診，動揺度検査，歯周ポケット測定，咬合接触状態検査などがある（**図4-23**）．

1.　一般検査用機器

　口腔の一般検査用機器としては，デンタルミラー，歯科用ピンセット，エキスプローラー（探針），歯周プローブ，スプーンエキスカベーター，デンタルフロスや咬合紙などがある（**図4-24**）．

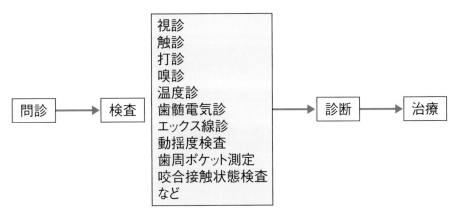

図4-23　患者の情報収集と治療までの過程

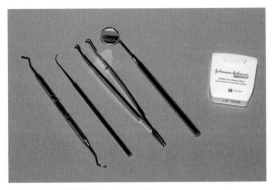

図4-24　診療基本セットの一例
（右から）デンタルフロス，デンタルミラー，歯科用ピンセット，エキスプローラー（探針），スプーンエキスカベーター

1) デンタルミラー

(1) 用途

　口腔内で直視できない部分を明視するとともに，口唇や舌などの排除に使用される．

(2) 特徴

　一般的なデンタルミラーの大きさは，直径18，19，22，25，27mmなどであり，二次残像ができない表面反射式がある．マイクロスコープ用の直径10mm以下の小さなミラーがある一方，40mmの平行測定用ミラーなど，用途に合わせた大きさや形態がある（**図4-25**）．

2) 歯科用ピンセット

(1) 用途

　口腔内外で材料あるいは小器具を把持して運搬するために使用される．また，歯の動揺度検査にも応用される．

(2) 特徴

　先端部には用途に応じて一定の角度が付与されている．また，検査目的以外では有鉤ピンセット，根管充填用ピンセット，外科用ピンセットなど，目的に応じて形態が異なるさまざまなピンセットがある（**図4-26**）．

3) エキスプローラー（探針）

(1) 用途

　硬組織疾患の検査，歯石の有無，歯冠修復物の適合性確認，根管治療時の髄角除去の確認あるいは擦過による触診などに用いられる．

(2) 特徴

　先端の形状や大きさは，多種多様であり，片頭あるいは両頭など，用途に応じて使い分けされている．たとえば，う蝕の検査には片頭＃3あるいは＃9，歯髄処置時の髄角部の確認には両頭＃6が使用される（**図4-27**）．

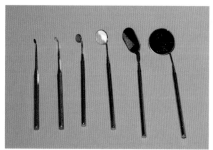

図4-25　各種デンタルミラー
用途に応じてさまざまな大きさのものが製品化されている．

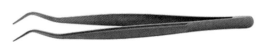

図4-26　歯科用ピンセット
把持するものの性状によって，溝がついたものやダイヤモンド粒子が付与されたものもある．

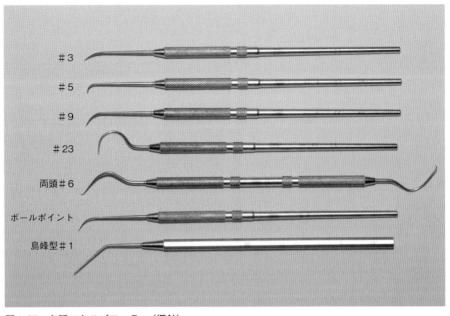

＃3
＃5
＃9
＃23
両頭＃6
ボールポイント
島峰型＃1

図4-27　各種エキスプローラー（探針）
目的によってさまざまな形状を有する.

4）歯周プローブ

（1）用途

歯周ポケットの深さを測るための器具で，目盛りを読むことでポケットの深さを測定する.

（2）特徴

目盛りの単位は基本的に2mmあるいは3mmであり，これを白と黒の2色に色分けすることで視認性を高めている．集団における歯周病の状況を示すCPI（Community Periodontal Index）を求めるためのCPIプローブもある（**図4-28**）.

2. 歯および口腔検査用機器

1）視診用機器：デンタルミラー，歯科用双眼ルーペ（図4-29），セパレーター（図4-30）

視診では，口腔内の病的な変化を直視によって，あるいはデンタルミラーを用いて明視する．まず，口腔内全体の状態を把握し，対合関係，隣接関係，位置異常，歯数，喪失歯，う蝕と実質欠損の位置と大きさ，修復歯の状態あるいは口腔清掃状態などを照明下で観察する．隣接面う蝕の状態が観察しにくい場合は，セパレーター（歯間分離器）を用いて精査する．歯周組織については，発赤，腫脹あるいは排膿などを観察する.

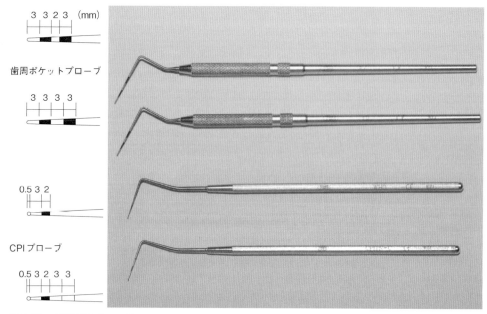

3 3 2 3 (mm)

歯周ポケットプローブ

3 3 3 3

0.5 3 2

CPIプローブ

0.5 3 2 3 3

図4-28 各種歯周プローブ
その目的によってさまざまな形状を有する.

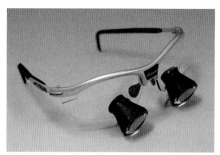

図4-29 歯科用双眼ルーペ
拡大視野によって精度が高い検査を行うことが可能となる.

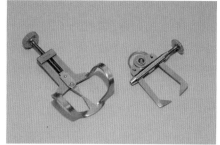

図4-30 セパレーター
歯間離開に用いられる器具で,隣接面に存在する可能性のあるう蝕などの硬組織疾患を確認するために用いられる.左がアイボリー,右がエリオットのセパレーター.

2) 触診用機器：エキスプローラー，デンタルフロス（図4-31），スプーンエキスカベーター（図4-32）

　硬組織疾患に対して，エキスプローラーを用いて擦過するなどして欠損の状態や知覚の亢進などを検査する．歯間隣接面においては，デンタルフロスを用いることによって，隣接面通過時の抵抗などを指標として実質欠損の存在を確認する．デンタルフロスはナイロン製の糸で，ワックスタイプ（ワックスを塗布したもの）とアンワックスタイプ（塗布していないもの）とがあり，触診には病巣の触診が容易なアンワックスタイプを用いる．また，スプーンエキスカベーターはう蝕病巣を除去するために用いられるが，その際，残存歯質の硬さを確認することも兼ねている.

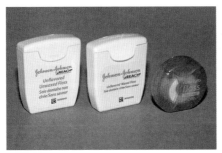

図4-31　デンタルフロス
ワックス塗布の有無やフレーバー付きのものなど
さまざまなものがある.

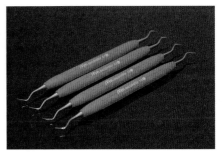

図4-32　スプーンエキスカベーター
う蝕病巣の除去にあたっては, スプーンエキスカ
ベーターを用いて切削を進めながら病巣の進行程
度も確認する.

3）打診用機器：エキスプローラー，ピンセット，デンタルミラー

　エキスプローラー，ピンセットあるいはデンタルミラーなどの柄を用いて，歯を
軽く叩くことによって生じる違和感や疼痛の有無などを検査する. 打診の方法に
は, 歯軸方向に行う垂直打診と, 唇側あるいは頰側から行う水平打診とがある.

4）動揺度検査用機器：ピンセット

　歯の動揺度を検査することで, その植立状態あるいは歯槽骨の吸収程度を知るこ
とができる. ピンセットを, 前歯では唇舌的に把持し, 臼歯では咬合面小窩にピン
セット先端を押し当てて, 頰舌的および近遠心的に動かして検査する. 動揺度は歯
の硬組織疾患には直接関係しないが, 歯冠修復法を決定する際の考慮事項となる.

5）う蝕診断用機器：レーザー蛍光強度測定装置（図4-33），可視光線励起蛍光定量装置

　レーザー蛍光強度測定装置は, 励起波長620〜650nmの赤色半導体レーザーを歯
質に照射し, 健全歯質とう蝕部における蛍光波長差を利用した検査機器である. ま
た, 特定波長の青色光を歯に照射するとエナメル-象牙境付近から黄緑色の蛍光が

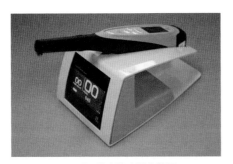

図4-33　レーザー蛍光強度測定装置
赤色半導体レーザーを歯質に照射してう蝕の検査
を行う.

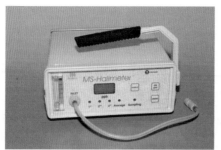

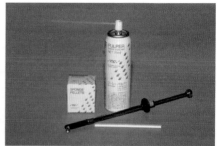

図4-34　簡易測定器
ガスセンサーを用いて揮発性硫黄化合物を簡易的に測定する装置.

図4-35　温度診に用いる器材
冷エアゾールおよびテンポラリーストッピングとキャリア

発生することを応用した可視光線励起蛍光定量法（Quantitative Light-Induced Fluorescence：QLF法）なども応用されている.

6）嗅診用機器：ガスクロマトグラフィ，簡易測定器（図4-34）

　においの検出には，多くの因子が関連するので，最も信頼のおける検査は鼻によって嗅ぐ官能測定とされている．口腔ガス（口臭）測定器には，揮発性硫黄化合物（volatile sulfur compounds：VSCs）のガスクロマトグラフィおよびガスセンサーを用いた簡易測定器などが使用され，悪臭成分であるVSCを検出する.

7）温度診用機器：ピンセット，綿球，氷水，冷水，温水，冷エアゾール，テンポラリーストッピング（図4-35）

　歯髄の冷・温反応を調べるもので，歯髄診断の一環として行われる．歯面に冷刺激（冷水，氷片，気化熱吸収型スプレー）あるいは温熱刺激（温水，加熱ストッピング）を加えて，疼痛の有無，強度および持続時間などを検査する.

8）透照診用装置：トランスイルミネーター（図4-36），可視光線照射器

　健全エナメル質は光線透過性が高いため，透過光は明るく見える．一方，う蝕病巣は多孔性であり，光線が乱反射するために透過率が低下して暗く見える．この性質を利用して隣接面う蝕の検査あるいは亀裂や破折の確認に用いられる.

9）インピーダンス測定装置（カリエスメーター，図4-37）

　歯の硬組織疾患部に，交流電流を流したときに生じる電気抵抗値であるインピーダンス値を計測して，歯の実質欠損の深さの程度を検査する.

10）光干渉断層画像診断装置（OCT：Optical Coherence Tomography）

　その波長域が1,300nm付近にある近赤外光を歯に照射し，歯の内部からの散乱光と参照光を干渉させることによって得られた信号から断層像を得る画像診断法に用

散乱光
光源から発せられた光が，対象物に照射されたときにその表面で吸収すると同時に光を四方八方に放出する現象のことです.

参照光
光源から発せられた光を参照ミラーで反射させ，干渉像を得るために用いられる光線のことです.

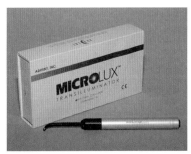

図4-36　トランスイルミネーター
口腔内から歯に光を照射することで前歯部
における隣接面う蝕の検査を行う.

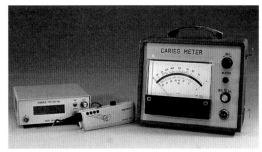

図4-37　インピーダンス測定装置
インピーダンス値を計測して歯の実質欠損の深さの程度を検
査する（現在は入手できない）.

いる.

3. 歯および歯周組織検査用機器

1）コンタクトゲージ（図4-38）

　隣接面接触点における歯間離開度を口腔内において検査するために用いられる.
コンタクトゲージの色ごとの厚さは，緑色50μm，黄色110μm，赤色150μmで，
50μmのコンタクトゲージは挿入できるが110μmのコンタクトゲージは挿入できな
い状態が望ましいとされる.

2）電気的根管長測定器（図4-39）

　抜髄あるいは感染根管処置を行う際に，正確な作業長を決定することは必須であ
る．その目的のために電気的根管長測定器が用いられる．伝導性を有する洗浄液で
満たした根管内に，異なる周波数で根管インピーダンスが一定になるリーマー・
ファイルの長さを測ることで根尖孔の位置を検出する.

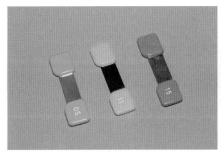

図4-38　コンタクトケージ
異なる厚さの金属製板で，それぞれカラーコード化
されている.

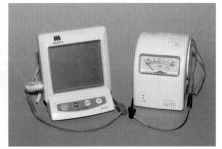

図4-39　各種電気的根管長測定器
正確な作業長を求めるためには必須の装置である.

3) 歯髄電気診断器（図4-40）

歯髄電気診に用いられ，簡易防湿下で歯面に電極をあてがい，高周波電流を流して疼痛を誘発する．これによって，歯髄の生死，閾値の変化から歯髄の状態を検査する．閾値の変化に対応するため，対照に同名歯を使って同じ操作を行う．金属冠やブリッジには不適である．

4) 根管内細菌培養器（図4-41）

ペーパーポイントで採取された根管内容物を入れた培養液アンプルを一定温度で保管する装置である．培養結果によって，根管内細菌の存在の有無や状態を客観的に判断することができる．

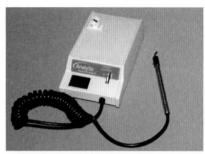
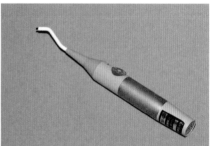
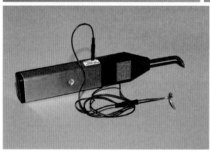

図4-40　各種歯髄電気診断器
歯髄の生死を判定するために用いられる．

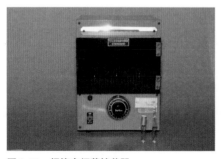

図4-41　根管内細菌培養器
培養液に採取された根管内容物を入れ，培養器内で保存することで，細菌の有無を判定する．

5) 唾液検査機器（図4-42）

う蝕リスクの評価の1つとして唾液検査が行われる．唾液検査には，唾液分泌量，唾液緩衝能あるいは唾液中の浮遊細菌数などの検査が含まれている．最近では，細菌検出を専用ラボで行うシステムも実施されている．

6) 細菌数測定器（図4-43）

舌，歯の表面あるいは唾液を検体として，口腔内細菌数を算出する装置である．その原理は，誘電泳動で液体中の細菌を電極に捕集させ，インピーダンスの変化を計測して検体1mL中の細菌濃度（cfu/mL）に換算するものである．また，細菌の形態学的分類の相違や運動性菌の消長などを，位相差顕微鏡（図4-44）を用いて観察する検査法もある．

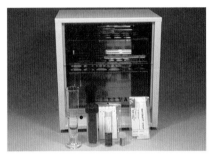

図4-42　唾液検査機器
唾液流出量あるいは細菌数の測定用キットおよび培養器．

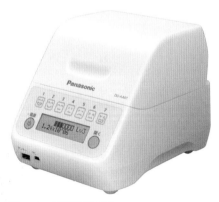

図4-43　細菌数測定器
専用の滅菌綿棒で検体を採取し装置にセットした後，約1分で口腔内の細菌数（cfu/mL）を測定することが可能である．

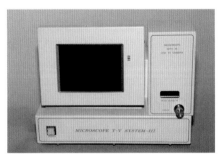

図4-44　位相差顕微鏡
口腔内から採取されたプラークなどをスライドグラスに塗抹して，これを観察するために用いられる．

⑤─口腔機能検査用機器

　歯科臨床の主な目的が咀嚼機能の回復と維持であることから，咀嚼機能を検査する機器が種々開発，市販されている．また，疾患や加齢に伴う嚥下機能の低下，治療や訓練による回復程度などの評価のために嚥下機能を検査する機器も次々に開発，市販されている．

1. 顎運動計測機器

1）用　途
　開閉口運動や咀嚼運動を記録する際に用いる．

2）特　徴
　エレクトロニクスの発達とコンピュータの普及に伴い，電気的に顎運動を記録する装置が開発，市販されている．

　上下顎に付着させた6個の標点の動きを分析する装置（6自由度顎運動記録装置，**図4-45**）と下顎に付着させた1個の標点の動きを分析する装置（三次元下顎運動記

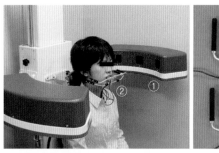
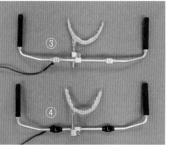

図4-45　6自由度顎運動記録装置
①リニアCCDカメラ，②フェイスボウ，③上顎フェイスボウ，④下顎フェイスボウ

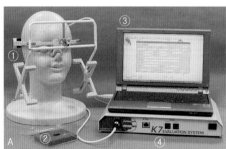
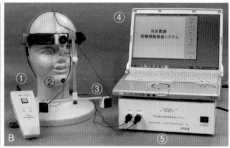

図4-46　三次元下顎運動記録装置
A：①センサー，②磁石，③パソコン，④本体
B：①LEDアダプタ，②ターゲットLED，③ヘッドマウントカメラ，④パソコン，⑤本体

録装置，図4-46）がある．前者は，切歯点，犬歯，第一大臼歯，下顎頭などの下顎の任意点の運動を分析できるが，装置が大きく，記録にも時間がかかるという欠点がある．後者は，主に下顎切歯点の下顎運動の分析に限定されているものの，その簡便な操作性により広く一般に臨床応用されている．

2. 咬合測定機器

咬合接触状態や咬合力を記録・分析する装置が開発，市販されている．

1）デンタルプレスケール

（1）用途
咬合接触状態，咬合接触面積，咬合力などを評価する際に用いる．

（2）特徴
専用の感圧フィルムを上下歯列間に介在して咬合させた際に，フィルム内のマイクロカプセルが咬合時の力によって破壊され，発色する（図4-47）．

2）T-スキャン

（1）用途
咬合接触時間，咬合力などを評価する際に用いる．

（2）特徴
専用の感圧フィルムを上下歯列間に介在して咬合させた際に，フィルム内の伝導インク層が咬合接触状態と咬合時の力を感知する（図4-48，49）．

3）オクルーザルフォースメーター

（1）用途
咬合力を測定する際に用いる．

（2）特徴
デンタルプレスケールやT-スキャンは歯列の全体や一部の評価が可能なのに対

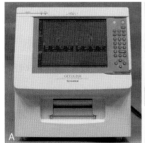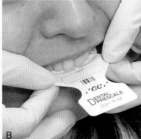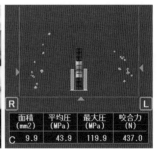

面積 (mm2)	平均圧 (MPa)	最大圧 (MPa)	咬合力 (N)
C　9.9	43.9	119.9	437.0

図4-47　デンタルプレスケールによる咬合検査

A：オクルーザー，B：デンタルプレスケールによる測定状態，C：デンタルプレスケールによる評価

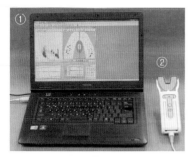

図4-48　T-スキャン
①PC，②センサーコネクター，シート

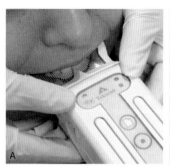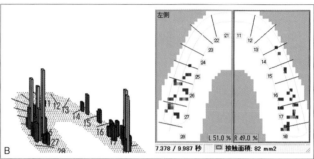

図4-49　T-スキャンによる測定
A：T-スキャンによる測定状態，B：T-スキャンによる評価

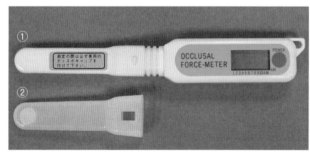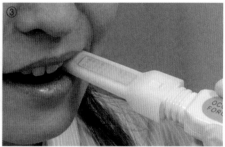

図4-50　オクルーザルフォースメーター
①オクルーザルフォースメーター本体，②ディスポーザブルキャップ，③オクルーザルフォースメーターによる測定

し，本装置は，口腔内挿入部を上下顎第一大臼歯部間に挿入し，半導体圧力セン
サーで咬合力を測定する（**図4-50**）．歯列の一部のみの評価であるが，簡便に咬合
力を評価できる利点がある．

3. 咀嚼運動測定機器

1) 用　途

運動経路のパターンや運動の安定性を評価する際に用いる.

2) 特　徴

咀嚼運動の評価は，①顎運動計測機器で行うことができるが，そのなかで，小型で簡便に臨床応用できる機器として，マンディブラーキネジオグラフ（MKG）とモーションビジトレーナー（MVT）がある.

これらの装置は，下顎切歯点にマグネットやLED（発光ダイオード）を付着し，頭部にセンサーを装着して下顎運動を記録するものである（図4-51）．MVTの場合には，オトガイ部の皮膚上にLEDを設置することができる.

咀嚼運動の検査には，被験食品として軟化したチューインガムやグミゼリーが用いられ，習慣性（主）咀嚼側での片側咀嚼で行うことが多い．これは，自由咀嚼では右側から左側，左側から右側への変化に際し，運動が乱れ，健常者と異常者との区別がつきにくくなるからである．咀嚼運動の評価には，運動経路のパターン（図4-52）や運動の安定性が用いられる.

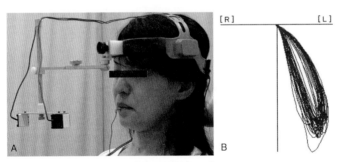

図4-51　下顎切歯点の下顎運動の記録（MVT）
A：MVTによる測定状態，B：咀嚼運動経路のパターン表示

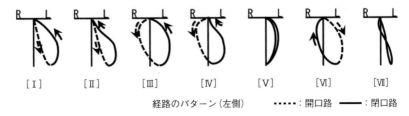

経路のパターン（左側）　　・・・・・：開口路　━━━：閉口路

図4-52　咀嚼運動経路のパターンの評価

4. 嚥下機能検査

　嚥下機能検査には，反復唾液嚥下テスト（RSST：Repetitive Saliva Swallowing Test）や改訂水飲みテスト（MWST：Modified Water Swallowing Test）があり，嚥下状態を調べる．これらのテストで誤嚥が疑われる場合，嚥下内視鏡検査（VE）や嚥下造影検査（VF）を行う（図4-53，54）．

1）嚥下内視鏡検査（VE：Video Endoscopic evaluation of swallowing）機器

（1）用途

　鼻咽腔内視鏡を用いて嚥下機能を検査する際に用いる．

（2）特徴

　鼻腔から軟性内視鏡を挿入し，鼻咽腔や咽頭腔の形態異常の観察，食塊や唾液の貯留，誤嚥の有無などを調べることができる．この機器の利点は嚥下造影検査機器に比べて小型かつ安価であること，患者への被曝がないこと，在宅での検査が可能

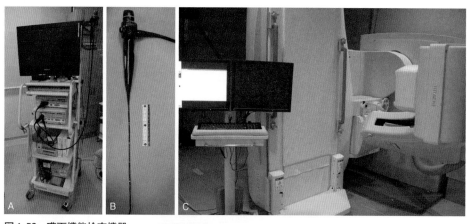

図4-53　嚥下機能検査機器
A：嚥下内視鏡検査（VE）機器，B：鼻咽腔内視鏡，C：嚥下造影検査（VF）機器

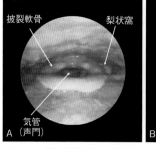
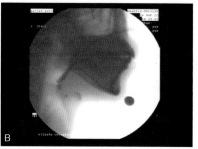

図4-54　嚥下機能検査の画像
A：VE，B：VF

であることである．しかし，嚥下の準備期を評価できない，嚥下時の観察ができないため誤嚥や喉頭侵入を見落とすことがあるなどの欠点がある．

2）嚥下造影検査（VF：Videofluorographic examination of swallowing）機器

（1）用途

口腔，咽頭，食道内での食塊の動きを観察することによって嚥下機能を検査する際に用いる．

（2）特徴

造影剤を含んだ造影検査食品とエックス線透視装置を用いて，造影検査食品の口腔，咽頭での状態を観察し，食塊の貯留，喉頭侵入，誤嚥の有無などを調べることができる．嚥下運動は一連の速い動きなので，画像モニターでの観察のほかに，ビデオに記録後，再生して評価される．誤嚥の有無の検査法として最も有効な方法であるといわれている．大型の装置が必要であること，患者への被曝があること，誤嚥と窒息の危険性に注意が必要であることなどの欠点がある．

5. その他の口腔機能検査機器

その他の口腔機能検査機器として，咀嚼能力検査機器と舌圧検査機器がある．

1）咀嚼能力検査機器（図4-55）

（1）用途

歯科用グルコース測定器を用い咀嚼能力を測定する．

（2）特徴

グミゼリーを主咀嚼側で20秒間咀嚼させた後，水10mLを含み，グミゼリーとともにろ過用メッシュ付きコップに吐き出させ，歯科用グルコース測定器を用いて，得られたろ液中のグルコース濃度をグルコースの溶出量として測定する．有歯顎者

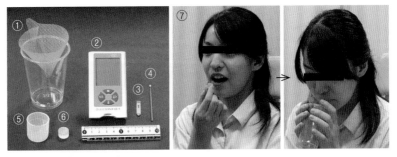

図4-55　咀嚼能力検査機器
①ろ過用メッシュ付きコップ，②グルコセンサー，③センサーチップ，④採取用ブラシ，⑤計量カップ，⑥グミゼリー，⑦検査の様子

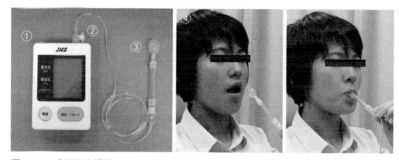

図4-56　舌圧検査機器
①舌圧計，②連結チューブ，③舌圧プローブ，④検査の様子

の基準値として150mg/dL，有床義歯装着者の基準値として100mg/dLが設定されている.

2）舌圧検査機器（図4-56）

（1）用途

舌圧プローブを用いて，舌圧を測定する.

（2）特徴

舌機能低下に伴う咀嚼・嚥下機能障害患者に対し，舌接触補助床の装着や舌のリハビリテーションを行うことにより舌機能が回復することから，舌機能の低下の有無やその程度，舌機能の改善・維持の程度などを舌圧の測定により評価する. この機器は，小型，軽量で測定を行うデジタル舌圧計と，ディスポーザブルな舌圧プローブおよび連結チューブからなる. 舌圧プローブを口腔内に挿入後，プローブを最大の力で口蓋に押し付けることによって舌圧を測定する. 舌圧低下の基準値として20KPaが設定されている.

6 ─ 切削用機器

1. 手用機器

1）スプーンエキスカベーター（図4-57）

刃部がスプーン状の形をしており，主にう蝕象牙質の除去に用いる.

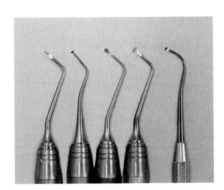

図4-57　スプーンエキスカベーター

2）ジンジバルマージントリマー（図4-58）

（1）用途

歯肉側窩縁の仕上げや遊離エナメル質の除去に用いる.

（2）特徴

刃部が左右いずれかの方向に彎曲している.

3）チゼル（図4-59）

（1）用途

窩壁の平坦化や遊離エナメル質の除去に用いる.

（2）特徴

大工道具のノミに似た形をしている.

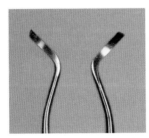 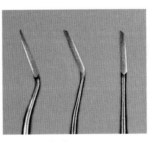 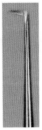 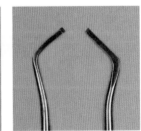

図4-58　ジンジバルマージン　　図4-59　チゼル　　　　　図4-60　　図4-61　ハチェット
　　　　トリマー　　　　　　　　　　　　　　　　　　　　　ホウ

4) ホ　ウ（図4-60）

（1）用途

後方臼歯の窩壁の平坦化に用いる.

（2）特徴

農具の鍬に似た形をしている.

5) ハチェット（図4-61）

（1）用途

箱型窩洞の仕上げや窩壁の平坦化に用いる.

（2）特徴

農具の斧に似た形をしている.

2. 回転切削器具

1) 回転切削機器（ハンドピース）

（1）マイクロモーター（図4-62, 63）

①特徴

小型電気モーターを動力源とし，回転数が100〜40,000rpmの低速回転切削用である.

②種類

主として口腔内で使用するコントラアングル型（CA）と，チェアサイドで使用するストレート型（HP）がある.　CA用の回転切削機器には装着固定のため軸の端に切れ込みを入れてある.　なお，CAは回転数100,000〜200,000rpmで，エアタービン用の切削機器を使用する増速回転型もある.

（2）エアタービン（図4-64, 65）

①特徴

圧縮空気を羽根に吹き付けることにより300,000〜500,000rpmの高速回転を有する.　歯質や金属，陶材などを効率よく切削できる.　切削時には注水冷却が必要であ

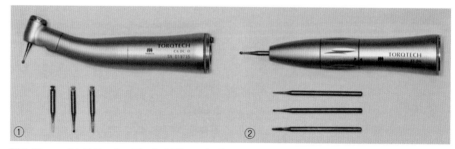

図4-62　マイクロモーター用ハンドピースとバー
①コントラアングル型, ②ストレート型

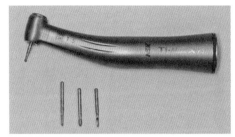

図4-63　増速回転型マイクロモーター用ハンドピースとバー

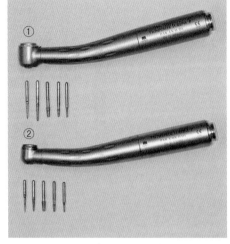

図4-64　エアタービン用ハンドピースとバー
①スタンダード型，②ミニチュア型

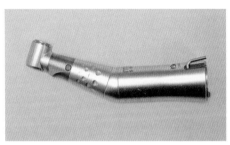

図4-65　外科用ハンドピース

る．用いるバーをFG（Friction Grip）用という．

②種類

タービンヘッドの大きさがスタンダード型のものと，小児や口の小さい人に使用するミニチュア型がある．

2）回転切削具（バー・ポイント）

頭部に刃が刻まれたバーと，頭部に硬い粒子を付着させたポイントに分類されるが，これらを総称してバーとよぶこともある．

バーやポイントの番号は，慣例でメーカー独自の番号などが用いられているが，最近では国際標準化機構（ISO）の規格が取り入れられることもある．

（1）スチールバー（図4-66）

①用途

炭素鋼製のバーであり，マイクロモーター用ハンドピースに装着し低速回転切削用として用いる．

②種類

コントラアングルハンドピース（CA）用とストレートハンドピース（HP）用があり，CA用にはレギュラータイプのほか，ロングタイプとショートタイプがある．

a．ラウンドバー（球形バー）（図4-67）

う蝕象牙質の除去や，髄室開拡における髄腔の穿孔などに用いる．

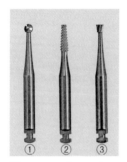

図4-66　スチールバー
①ラウンドバー，②テーパードフィッシャーバー，③インバーテッドコーンバー

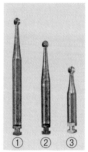

図4-67　ラウンドバー
①ロングタイプ，②レギュラータイプ，③ショートタイプ

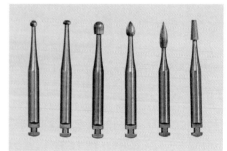

図4-68　フィニッシングバー

b．フィッシャーバー

ストレート型（平頭裂溝型）とテーパー型（尖形裂溝型）があり，窩洞の形成や修正などに用いる．ストレート型は現在あまり使用されていない．

c．インバーテッドコーンバー（倒円錐形バー）

角形穿下の付与や窩底の平坦化などに用いる．現在はあまり使用されていない．

d．フィニッシングバー（仕上げバー）（図4-68）

金属修復物の調整に用いる．溝はあるが焼き入れした刃がなく，歯質を削る心配がない．

(2)　カーバイドバー（図4-69, 70）

①用途

タングステンカーバイド（超硬合金）製で，主としてエアタービンハンドピースに装着し高速回転切削に用いる．

②特徴

形状は基本的にスチールバーと同様であり，ラウンド，フィッシャー，ペア（洋梨状）がある．

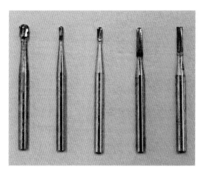

図4-69　FG用カーバイドバー（切削用）

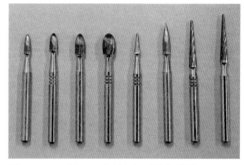

図4-70　FG用カーバイドバー（仕上げ用）

③種類

切削用，仕上げ用，修復物除去用がある．

（3）ダイヤモンドポイント（図4-71〜74）

①用途

主としてエアタービンに装着し高速回転切削に用いるが，マイクロモーターに装着し低速回転切削に用いることもある．

②特徴

刃部にダイヤモンド粒子が固着されたポイントである．

近年，最小限の歯質切削で罹患歯質を的確に除去できるよう，頭部が小さく頸部が細長いスリムタイプのポイントも開発されている．

③種類

カーバイドバーと同様に多くの形状があり，またダイヤモンド粒子の大きさによってレギュラー，ファイン，スーパーファインに分類される．切削用，仕上げ用がある．

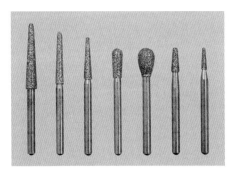

図4-71　FG用ダイヤモンドポイント（切削用）

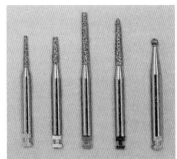

図4-72　CA用ダイヤモンドポイント（切削用）

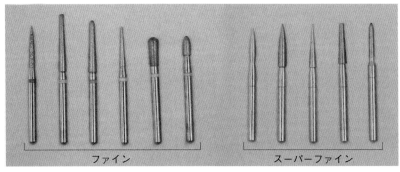

ファイン　　　　　スーパーファイン

図4-73　FG用ダイヤモンドポイント（仕上げ用）

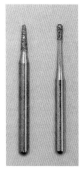

図4-74　FG用ダイヤモンドポイントのシャンクの比較

左：レギュラータイプ
右：スリムタイプ

（4）カーボランダムポイント（アブレーシブポイント，図4-75）

①用途

マイクロモーターに装着し低速回転切削用として用いる．以前はエナメル質の切削にも使用されたが，現在は主に歯科技工用として用いられている．

②特徴

刃部がカーボランダム（炭化ケイ素）でできている．

（5）ホワイトポイント（図4-76）

①用途

主としてマイクロモーターに装着し，成形修復物の仕上げや歯科技工用に用いる．

②特徴

酸化アルミニウムの粉末を固めたものを研削材としている．

（6）シリコーンポイント（図4-77）

①用途

マイクロモーターに装着し，金属，セラミックス，成形修復物の仕上げ・研磨に用いる．

②特徴

炭化ケイ素や酸化アルミニウムなどの微粉末をシリコーンゴムに練りこんだポイ

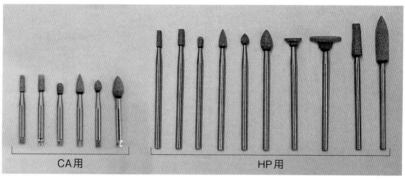

図4-75　カーボランダムポイント

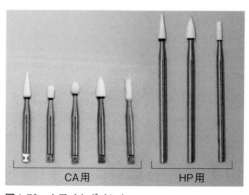

図4-76　ホワイトポイント

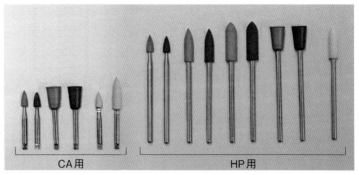

図4-77　シリコーンポイント

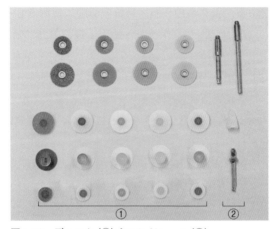

図4-78　ディスク（①）とマンドレール（②）

ントである．種々の形態，粗さのものがある．

(7) ディスク（図4-78）

①用途

マンドレールを使用してマイクロモーターに装着する．砥粒は粗いものから超微粒子まであり，レジン系材料の仕上げ・研磨に用いられることが多い．

②特徴

シリカ（酸化ケイ素）や炭化ケイ素，酸化アルミニウムなどの微粉末を円盤状の紙やプラスチックにコーティングしたものである．

3. その他の切削用機器

1）レーザー

(1) 用途

レーザーによる歯科治療には，歯の切削（蒸散）や軟組織切開などに用いるHLLT（High reactive Level Laser Treatment：高反応レベルレーザー治療）と，鎮痛，

消炎などに用いるLLLT（Low reactive Level Laser Treatment：低反応レベルレーザー治療）がある．

歯科用レーザーは日本産業規格（JIS）において，最も危険度が高い「クラス4」に分類されている．したがって術者，介助者，患者ともに，眼や皮膚などの傷害防止に十分留意する必要がある．特に眼は最も影響を受けやすく，使い方を誤れば重篤な障害を受ける可能性があるため，レーザー使用時には防護眼鏡の着用が義務づけられている．

(2) 種類

歯科領域で使用されているレーザーには，半導体レーザー，Nd：YAG（ネオジウム：ヤグ）レーザー，Er：YAG（エルビウム：ヤグ）レーザー，CO_2（炭酸ガス）レーザーなどがある．これらのうち，歯質の切削に使用されるのは主としてEr：YAGレーザーであり，CO_2レーザーがう蝕象牙質の除去に補助的に使用されることもある．

(1) Er：YAGレーザー（図4-79）

波長2.94μmの組織表面吸収型レーザーで，水に対する吸収率がきわめて高い．そのため歯質中の水分を小爆発（蒸散）させることによって歯質が切削される．

(2) CO_2レーザー

波長10.6μmの組織表面吸収型レーザーで，う蝕象牙質に照射するとその部分が炭化，乾燥するため除去しやすくなる．

2) エアアブレイシブ（図4-80）

(1) 用途

直径25〜50μmの酸化アルミニウム粉末を歯面に噴射して切削する．

(2) 特徴

回転切削と比べると切削効率は悪いが，音や振動が少ないため患者に与える不快感が軽減される．

3) 超音波スケーラー（図4-81）

(1) 用途

超音波振動によって歯石を除去するのではなく特殊なチップを使用して歯を切削する．

(2) 特徴

ダイヤモンドコーティングされた専用チップを使用し，音波振動によって歯の硬組織を摩耗させる（図4-82）．

4) 化学的溶解（図4-83）

(1) 用途

う蝕象牙質を薬液によって化学的に溶解・除去する．

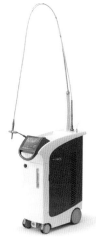 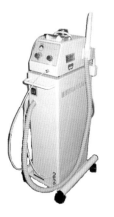 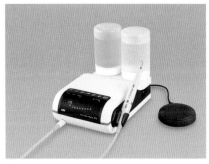

図4-81　超音波スケーラー

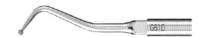

図4-79　Er：YAGレー　図4-80　エアアブレイ　図4-82　超音波切削用チップ
ザー　　　　　　　　　シブ

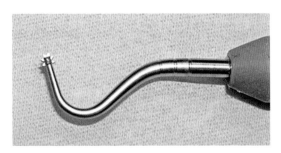

図4-83　化学的溶解に使用する専用インスツルメント

(2) 特徴

　次亜塩素酸ソーダと3種アミノ酸（グルタミン酸，ロイシン，リジン）でう蝕象牙質を軟化させ，専用の手用器具で除去する．

7—成形修復用機器

1. 光照射器

光硬化型の材料に光を照射する際に用いる.

現在,歯科臨床で使用されている光照射器の光源はLED,ハロゲン,キセノンの3つに大別される.いずれの照射器においても,強い光から眼を守るために術者,補助者,患者ともに防護眼鏡や防護板を使用する(図4-84).また,照射チップの先端にレジンなどが付着したり傷が付いたりすると光強度が低下するため,チップの清掃や損傷のチェックを心がけるとともに,チェッカーなどを用いて所定の光強度が得られているか常に確認することが望まれる(図4-85).

1) LED光照射器(図4-86)

発光ダイオード(LED:Light Emitting Diode)を光源とする照射器である.当初は他の光源に比べて出力が低く,照射時間を延長するよう推奨されていたが,現在ではハロゲンランプ照射器よりも高い出力を有するようになった.充電池を内蔵した小型・軽量のコードレスタイプのものが一般的で,消費電力が少なく光源の寿命が長いといった特徴があり,成形修復においては従来のハロゲン光照射器に代わって光照射器の主流となりつつある.

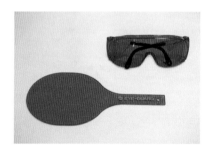

図4-84 防護眼鏡と防護板

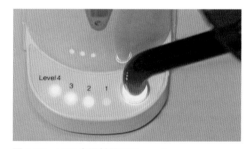

図4-85 LED光照射器のチェッカー

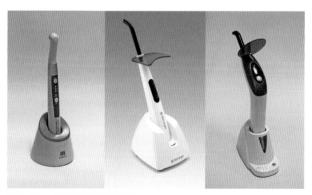

図4-86 各種LED光照射器

2) ハロゲン照射器

可視光線重合型レジンの誕生当初から使用されている照射器で，従来型可視光線照射器ともよばれる．光源の先に光ロッドを取りつけたガンタイプのものが一般に使用されているが，長時間連続照射をすると過熱によりランプが損傷するおそれがあり注意が必要である．現在はあまり使用されなくなっている．

3) キセノン照射器

ハロゲン光源よりも高出力のキセノンランプを光源とし，その発光原理からプラズマアーク照射器ともよばれる．現在では多数歯にわたる矯正用ブラケットの装着や，生活歯漂白法に用いられることが主体で，成形修復の光照射器としてはあまり使用されなくなっている．

2. 充填用機器

1) 成形充填器（図4-87）

(1) 用途

コンポジットレジンやセメントを窩洞に填塞したり，成形する際に使用する．

(2) 特徴

ヘラ状や棒状のほか，コンポジットレジンに細かな形態を付与するための器具も多数開発されている．

2) CRシリンジ（図4-88）

(1) 用途

コンポジットレジンやセメントを窩洞に填入するために用いるシリンジである．

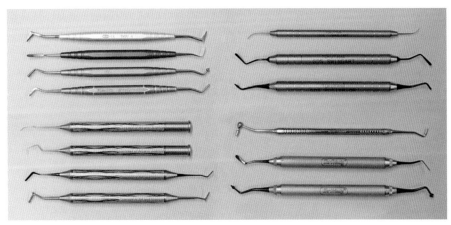

図4-87　各種成形充填器

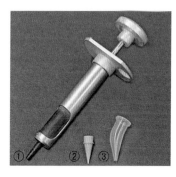

図4-88　CRシリンジ
①CRシリンジ本体，②プラグ，③チップ

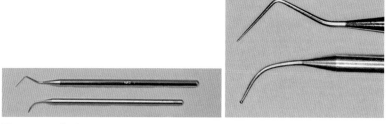

図4-89　アプリケーター

(2) 特徴

本体，ノズル，プラグ，チップから構成される．

3) アプリケーター（図4-89）

(1) 用途

水酸化カルシウム製剤を窩壁に塗布するために用いる．

(2) 特徴

エキスプローラーとほぼ同じ形だが，覆髄剤を窩壁へ確実に塗布できるよう先端が球状になっている．

3. 隔壁・分離用機器

1) 隔壁用機器

複雑窩洞を単純窩洞化し，修復操作や隣接面形態の回復を容易にするために用いる．

(1) プラスチックマトリックス（図4-90）

①用途

主として前歯部の隣接面窩洞（3，4級）に用いられる．

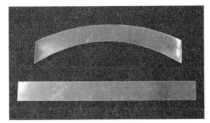

図4-90　プラスチックマトリックス

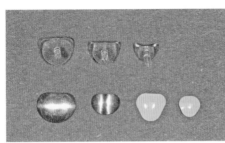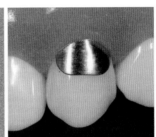

図4-91　サービカルマトリックス

②特徴

光硬化型の材料に対応できるよう透明なものが用いられる．直型と曲型があり，部位によって使い分けられる．

(2) サービカルマトリックス（図4-91）

①用途

歯頸部の窩洞（5級窩洞，楔状欠損）に用いられる．

②特徴

アルミニウム製のものと，光硬化型の材料に用いるプラスチック製のものがある．

(3) マトリックスバンド（図4-92，93）

①用途

金属製のバンドで臼歯部の隣接面窩洞（2級窩洞）に用いられる．

②特徴

保持器具（マトリックス，リテーナー）を使用して歯に装着する．

(4) セクショナルマトリックス（図4-94，95）

①用途

臼歯部隣接面のコンポジットレジン修復に用いられる．

②特徴

豊隆を付与した部分的なマトリックスである．リング状のリテーナーで保持する．

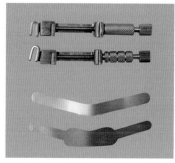
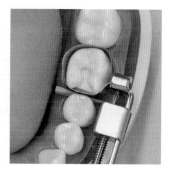

図4-92　タッフルマイヤーリテーナー（上）とマトリックスバンド（下）

図4-93　マトリックスバンドの装着

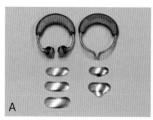
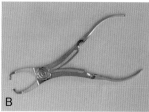
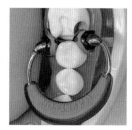

図4-94　A：セクショナルマトリックスのシステム，B：プライヤー

図4-95　セクショナルマトリックスの装着

2）歯間分離用機器

　歯質を削除せずに歯間を分離し，隣接面部の検査や窩洞形成，修復操作を容易にするために用いられる．

　即時歯間分離法と緩徐歯間分離法がある．

（1）即時歯間分離法用機器

①ウェッジ（図4-96，97）

　くさびの形状をしており，歯間に挿入して使用する．

　木製のものと，光硬化型の材料に用いるプラスチック製のものがある．

②セパレーター（図4-98〜100）

　a．アイボリーシンプルセパレーター

　前歯部に使用するくさび型のセパレーター．

　b．エリオットのセパレーター

　主に臼歯部に使用するくさび型のセパレーター．

　c．フェリアーのセパレーター

　嘴部（ビーク）を歯に掛けて使用する牽引型のセパレーター．小型で使用する部位に制限がない．ネジを回すための専用工具が必要である．

（2）緩徐歯間分離法用機器

　次回来院時まで歯間部に弾性ゴム（エラスティック）を挿入し，時間をかけて歯間を分離する（図4-101，102）．結紮線やデンタルフロス，ストッピングなどを用いる方法もある．

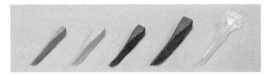

図4-96　ウェッジ

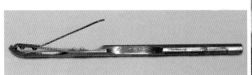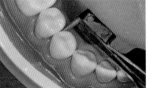

図4-97　ウェッジホルダー

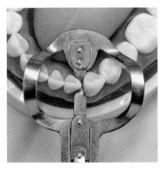

図4-98　アイボリーシンプルセパレーターの装着

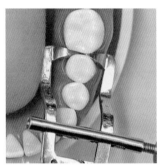

図4-99　エリオットのセパレーターの装着

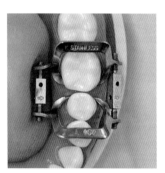

図4-100　フェリアーのセパレーターの装着

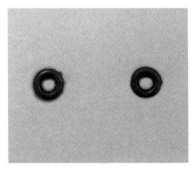

図4-101　歯間分離用の弾性ゴム

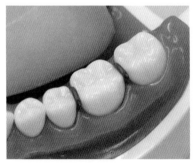

図4-102　弾性ゴムの装着

参 考 文 献

1）千田　彰，寺下正道，寺中敏夫，宮崎真至編：保存修復学 第6版. 医歯薬出版，東京，2013.
2）全国歯科衛生士教育協議会監修：最新歯科衛生士教本　歯の硬組織・歯髄疾患 保存修復・歯内療法. 医歯薬出版，東京，2011.

8—歯内療法用機器

1. ラバーダム防湿用の器材（図4-103）

　ラバーダム防湿法を行うことにより，患歯の唾液汚染を防止することで無菌的に歯内治療を行うことができる．さらに口唇や頬，舌などの障害物から隔離して効率的に治療を行うことができる．

　ラバーダム防湿法は簡易防湿法と比べ，唾液による患歯の汚染を完全に防止できる．また，患歯の明示，軟組織の保護，器具の誤嚥・誤飲の予防，薬液の漏洩を防止できるバリアテクニックの1つである．しかし，歯軸方向がわかりにくいことや，鼻呼吸のできない患者には使用できないという欠点もある．

バリアテクニック
治療中に血液や唾液，感染物質などの飛沫が，術者や術者からほかの患者に触れて感染することを防ぎ，院内感染を防御することです．

1）ラバーダムパンチ

　ラバーダムシートに歯の大きさにあわせた孔を開けるための器具である．歯種に応じた大きさの孔があいた回転板がついている．

2）ラバーダムクランプフォーセップス

　クランプを歯に装着あるいは撤去する際に用いられる器具である．

3）ラバーダムフレーム

　ラバーダムシートを広げた状態で固定するために用いられる．金属製，プラスチック製，開閉式のフレームがある．また，成人用と小児用がある．

4）ラバーダムクランプ

　ラバーダムシートを歯に固定するための器具である．歯種に応じた種類がある．

5）ラバーダムシート

　患歯を唾液や軟組織から隔離するために使用するゴム製のシートである．ラテックス製とシリコーンゴム製（ノンラテックス）がある．

2. 髄室開拡・根管口明示用器具

　髄室開拡（髄腔開拡）とは，根管治療において根管に器具を到達させるために天蓋（髄室蓋）を除去して髄室壁を移行的にする操作である．抜髄や生活歯髄切断法では冠部歯髄の除去を同時に行う．

　根管口明示とは，回転切削器具を用いて根管上部，特に根管口付近を漏斗状の外開き形態を付与する操作である．この操作により根管治療用器具の到達性を円滑にし，根管拡大・形成や根管充塡を効率的に行うことができる．フレアー形成あるい

は根管口漏斗状拡大ともよばれる.

　髄室開拡・根管口明示により，根管に治療用器具を到達させるための経路を確保することができる．根管治療を確実に行うためには的確な髄室開拡と根管口明示が必要である．この段階での不備はその後の治療操作の確実性や治療効率の低下につながる.

1）髄室開拡・天蓋除去

（1）ラウンドバー（図4-104）

　う蝕象牙質の除去と天蓋除去に用いられる．シャンク部とネック部の長さがさまざまなものがある.

（2）有鉤探針（図4-105）

　天蓋の取り残しの有無の確認に用いられる.

（3）エンドエキスプローラー（根管探針）（図4-106）

　根管口の探索や根管の彎曲の程度を知るために使用する.

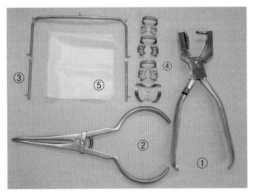

図4-103　ラバーダム防湿用器材

①ラバーダムパンチ，②ラバーダムクランプフォーセップス，③ラバーダムフレーム，④ラバーダムクランプ，⑤ラバーダムシート

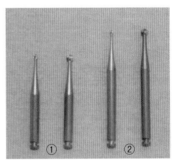

図4-104　ラウンドバー

①レギュラータイプ，②ロングタイプ

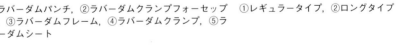

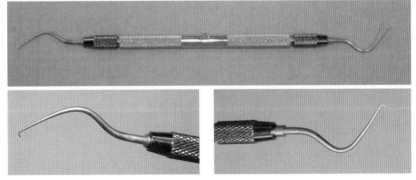

図4-105　有鉤探針

2）根管口明示（フレアー形成，根管口漏斗状拡大）（図4-107）

（1）ゲーツグリデンドリル

短い刃部のステンレススチール製の回転切削器具で，先端に刃が付与されていない.

（2）ピーソーリーマー

ゲーツグリデンドリルよりも刃部が長く，切削力も高いステンレススチール製の回転切削器具である.

（3）ニッケルチタンロータリーファイル

ニッケルチタンロータリーファイルを用いたクラウンダウン法において，根管口形成用ファイルを用いて行う.

（4）超音波チップ

ダイヤモンドチップを超音波振動装置に装着して使用する.

クラウンダウン法
根管拡大・形成法の1つです．歯冠部から根尖方向に向けて拡大・形成を進める方法です．ニッケルチタンロータリーファイルによる標準的な術式です.

超音波振動装置
圧電効果や磁気歪硬化によって超音波振動子が振動して超音波を発生する装置です．使用するチップの種類により根管口明示や根管洗浄と使い分けられます.

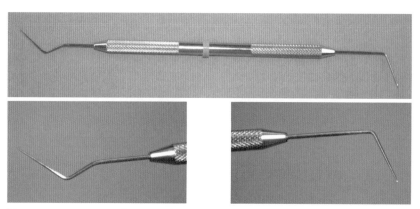

図4-106　エンドエキスプローラー（根管探針）

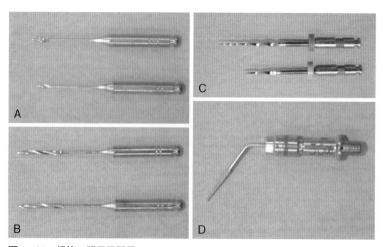

図4-107　根管口明示用器具
A：ゲーツグリデンドリル，B：ピーソーリーマー，C：ニッケルチタンロータリーファイル，D：超音波チップ

3. 根管拡大・形成用器具

抜髄あるいは感染根管治療時に，根管内容物や根管歯質を除去して滑沢化し，根管壁を機械的に清掃することを根管拡大という．また，根管拡大後に根管充填しやすい形態を付与することを根管形成という．これらを併せて根管拡大・形成とよぶ．この操作には，手用根管切削器具あるいは回転切削器具が用いられる．

手用根管切削器具はステンレススチール製で，国際標準化機構（ISO）規格により刃部の長さ（16 mm）とし，刃部直径を先端と先端から16 mmの直径を規定してテーパーを0.02 mm（2%）とした．さらにカラーコードを表示（8〜140号；**表4-2**，**図4-108**）し，全長を21 mm，25 mm，28 mm，31 mmとした．根管切削器具と同様にISO規格により規格化されたガッタパーチャポイントで根管充填を行える．

ニッケルチタンロータリーファイルは超弾性や形状記憶効果が高く，彎曲根管での根管追従性に優れ，彎曲根管の根管拡大・形成に有用である．しかし，ねじり破

テーパー
先細りを意味し，太さ・幅・厚さなどが徐々に減少することです．歯内療法ではリーマー・ファイルの刃部の外開き形を意味します．

ねじり破断トルク
器具を固定して回転力を加えた時に，器具が破断した時の回転力のことです．

表4-2　根管切削器具の国際規格（ISO規格）[4]

サイズ（番）	d_1 (mm)	d_2 (mm)	d_3 (mm)	柄の色
8	0.08	0.14	0.40	灰
10	0.10	0.16	0.42	紫
15	0.15	0.21	0.47	白
20	0.20	0.26	0.52	黄
25	0.25	0.31	0.57	赤
30	0.30	0.36	0.62	青
35	0.35	0.41	0.67	緑
40	0.40	0.46	0.72	黒
45	0.45	0.51	0.77	白
50	0.50	0.56	0.82	黄
55	0.55	0.61	0.87	赤
60	0.60	0.66	0.92	青
70	0.70	0.76	1.02	緑
80	0.80	0.86	1.12	黒
90	0.90	0.96	1.22	白
100	1.00	1.06	1.32	黄
110	1.10	1.16	1.42	赤
120	1.20	1.26	1.52	青
130	1.30	1.36	1.62	緑
140	1.40	1.46	1.72	黒

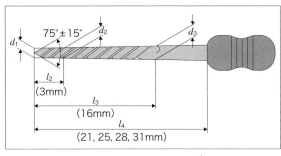

図4-108　ファイル・リーマーのISO規格[4]

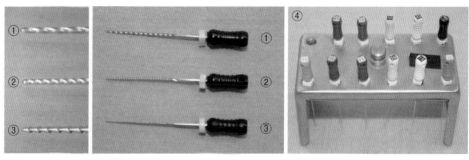

図4-109　手用根管切削具
①リーマー，②Kファイル，③Hファイル，④ファイルスタンド

断トルクが小さく，前兆なしに破断する危険性があるため，主にクラウンダウン法で用いられることが多い．

1）手用根管切削具（図4-109）

（1）リーマー

根尖孔の穿通とリーミング（回転操作）に優れるファイルで，表記記号は「△」である．

（2）Kファイル

リーミングとファイリング（牽引操作）が可能なファイルで，刃部のねじりはリーマーよりも多く，拡大効率に優れている．表記記号は「□」である．

（3）Hファイル（ヘッドストロームファイル）

切削加工で作られており，回転させると容易に破折するため，ファイリング操作のみで用いられる．表記記号は「○」である．

2）回転切削具（ニッケルチタンロータリーファイル）（図4-110）

ニッケルチタン合金ファイルを低速回転切削で使用する．ニッケルチタン合金の超弾性や形状記憶効果により，彎曲根管への効率的で確実な根管形成が期待できる．また，エンジン駆動とすることで切削率の向上が図られている．

3）電気的根管長測定器（EMR，図4-111）

根管の長さを電気的に計測するために用いられる．電極に接続した根管治療器具が生理学的根尖孔に達したときと口腔粘膜とのインピーダンス（電気抵抗値）が一定であることを利用している．ペースメーカー装着者においては通電による誤作動の危険性があるため，使用できない．

4）ルーラー類（図4-112）

根管治療時の作業長の確認や根管充塡時のマスターポイントの長さの計測に用いられる．

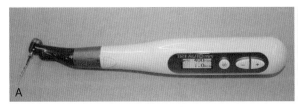
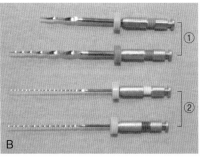

図4-110　回転切削具
A：低速回転エンジン（コードレス）
B：ニッケルチタンロータリーファイル
①根管口（フレアー）形成用ファイル，②根管拡大・形成用ファイル

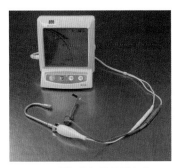

図4-111　電気的根管長測定器

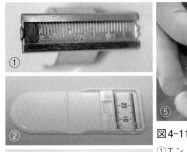
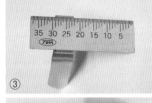
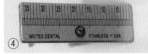
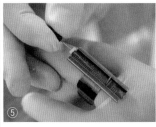

図4-112　ルーラー類

①エンドゲージ（デンテック）
②エンドゲージ（ジーシー）
③フィンガールーラー（YDM）
④U.B.テストフィンガールーラー（サンデンタル）
⑤ファイルの作業長を確認している様子

4. 根管洗浄用機器

1）根管洗浄機器

（1）ルートキャナルシリンジ（図4-113A）

薬液を根管内に還流させ，洗浄する．

（2）超音波洗浄器（図4-113B）

超音波振動装置にファイル型のチップを装着して用いられる．超音波による薬液のキャビテーション効果を利用して根管内を洗浄する．

2）根管内吸引装置（図4-114）

（1）用途

口腔内バキュームあるいは排唾管に接続して根管内の洗浄液を吸引し，根管内を

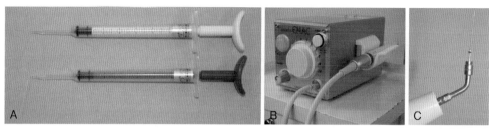

図4-113　根管洗浄用機器
A：ルートキャナルシリンジ，B：超音波洗浄器，C：洗浄用チップ

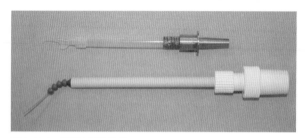

図4-114　根管内吸引装置

乾燥する際に用いる．根管の形状は複雑であるため，根管切削器具による根管拡大のみでは根管内の無菌化は図れない．このため，薬液による根管洗浄を併用する必要がある．

(2) 特徴

根管洗浄は根管切削器具による根管の機械的清掃の限界を補うために重要な操作である．洗浄液は口腔粘膜や顔面皮膚の損傷を引き起こしたり，患者の衣服に付着した場合は脱色や損傷を生じさせることもある．ラバーダム防湿を施し，適切な吸引操作を行う必要がある．

5. イオン導入器 (図4-115)

1) 用途

亜鉛イオンあるいは銀イオンを含む薬液を根管内に満たし，手用根管切削器具に接続した電極を根管内に挿入し，患者の手に不関電極を持たせて直流電流を通電させて使用する．

金属イオンを発生させて象牙細管深部，髄管，根尖分岐部，根管側枝を消毒することを目的とする．

2) 特徴

銀イオンを含む薬液を使用した場合，歯に黒変を生じる．また，心臓ペースメーカー装着者には使用できない．

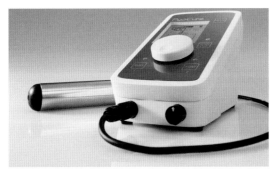

図4-115　イオン導入器

6. スムースブローチ（図4-116）

1）用 途

　断面が正方形あるいは円形の針状の根管治療用器具である．専用のホルダーに装着して用いられる．先端に綿花を巻き付けて根管の乾燥や貼薬に用いられる．

2）特 徴

　ペーパーポイントの使用頻度が高くなり，現在では根管乾燥・貼薬のほかに根管の彎曲程度の探索にも用いられている．

7. 抜髄針（クレンザー）（図4-117）

1）用 途

　専用のホルダーに装着し，歯髄組織や根管内容物の除去に用いられる．

2）特 徴

　ステンレス鋼線に「棘」が付与されている歯髄組織の除去用器具．先端の「棘」の部分に組織・内容物を巻きつけて除去する．

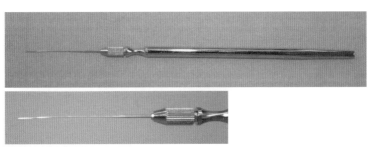

図4-116　スムースブローチ

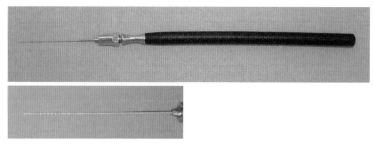

図4-117　抜髄針（クレンザー）

8. 根管充塡用器材（図4-118）

　抜髄や感染根管治療の最終段階において根管内を密閉する．この操作を根管充塡という．根管充塡材としてはガッタパーチャポイントを用い，根管充塡用セメントと併用されることが多い．

　根管の再感染を防ぎ，生体に対して無害な状態にするために，根管を根尖狭窄部まで過不足なく緊密に封鎖することが重要となる．根管充塡法はいくつかあり，おのおのの根管充塡方法により使用器材を使い分ける．

1）根管充塡用ピンセット（図4-118A）

　ガッタパーチャポイントの把持に用いられる．

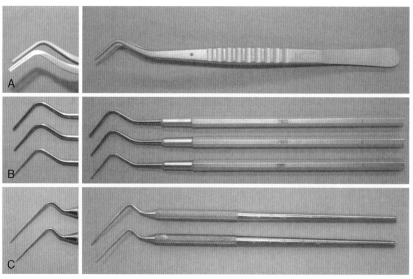

図4-118　根管充塡用器材
A：根管充塡用ピンセット，B：プラガー，C：スプレッダー

2) プラガー（図4-118B）

根管充塡時にガッタパーチャポイントを垂直加圧する際に用いられる.

3) スプレッダー（図4-118C）

側方加圧充塡法において，マスターポイントやアクセサリーポイントを側方に加圧するために用いられる.

4) レンツロ（スパイラルルートフィラー，図4-119）

先端がらせん状の器具で，低速回転で使用する．根管充塡用セメントを根管内に貼付するのに用いられる.

5) ガッタパーチャポイント切断用器材

根管充塡では根管内に挿入したガッタパーチャポイントを根管口部で焼き切ってからプラガーで根尖方向に垂直加圧する．ガッタパーチャポイントを根管口部で切断するには，火炎で熱した手用機器や電熱器を応用した切断器（図4-120）を用いる.

6) 加熱式垂直加圧充塡用器材

ガッタパーチャポイントは70℃以上に加熱すると軟化・流動化し，加圧注入が可能となる．さらに注入したガッタパーチャポイントは体温で硬化する．このガッタパーチャポイントの特性を生かして，ガッタパーチャポイントを加温・軟化して用いる加温垂直加圧根管充塡法が行われている．根管内に挿入したガッタパーチャポイントを加熱・軟化して圧接する方法や（図4-121A），根管内に軟化したガッタパーチャポイントを注入し，圧接する方法などがある（図4-121B）.

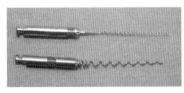
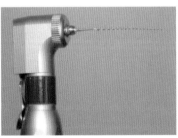

図4-119　レンツロ（スパイラルルートフィラー）

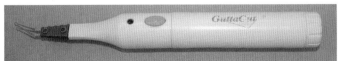
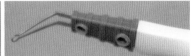

図4-120　ガッタパーチャカッター電気切断器

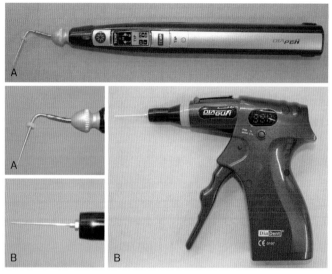

図4-121　加熱軟化ガッタパーチャ根管充塡システムに使用する機器
A：電熱式根管プラガー，B：根管充塡材電気加熱注入器

参 考 文 献

1）特定非営利活動法人日本歯科保存学会・日本歯内療法学会編：歯内療法学専門用語集. 医歯薬出版，東京，2013.
2）中村　洋ほか：歯内療法学　第4版. 医歯薬出版，東京，2013.
3）須田英明，戸田忠雄ほか：エンドドンティクス21. 永末書店，京都，2008.
4）全国歯科衛生士教育協議会監修：最新歯科衛生士教本 歯の硬組織・歯髄疾患 保存修復・歯内療法. 医歯薬出版，東京，2010.

❾─歯周治療用機器

1. ポケット計測用機器

1) 歯周プローブ（図4-122）

（1）用途

歯周組織の状態を検査する歯周検査で行われる歯周ポケット深さやアタッチメントレベル（AL）の測定に使用される器具である．そのほかにプロービング時の出血や歯石の沈着状態，歯根の形態などの検査にも用いられる．

（2）特徴

断面は，円形や扁平のものがあり，先端から，1mm単位，2mm単位，3mm単位など，さまざまな間隔の目盛りが刻まれている．一定のプロービング圧になるように工夫された緩圧プローブもある．また，根分岐部の検査のために用いられるファーケーションプローブ（根分岐部用プローブ）もある（図4-123）．

2. 歯石除去用機器

歯肉縁上，歯肉縁下の歯面に付着したプラーク，病的セメント質，歯石や沈着物を機械的に除去し（スケーリング），歯根面を滑沢にする（ルートプレーニング）ために用いられる器具である．

手用で用いるもの，エアタービンや超音波装置に接続して使用するもの，歯科用レーザーを使用するものがある．

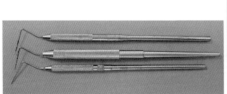
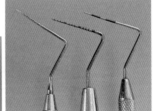

図4-122　歯周プローブ

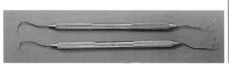
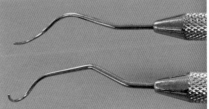

図4-123　ファーケーションプローブ

1）手用スケーラー（図4-124～129）

　手用スケーラーは，刃部の形態により，キュレットタイプ（鋭匙型），シックルタイプ（鎌型），ホウタイプ（鍬型），ファイルタイプ（やすり型），チゼルタイプ（ノミ型）の5種類がある．

　よく用いられるのはシックルタイプとキュレットタイプである．

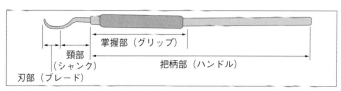

図4-124　手用スケーラー各部の名称
（吉江弘正ほか編：臨床歯周病学 第2版. 医歯薬出版，東京，2013. より）

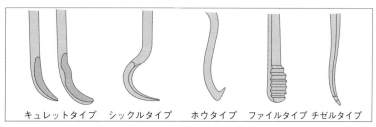

図4-125　刃部の形態
（吉江弘正ほか編：臨床歯周病学 第2版. 医歯薬出版，東京，2013. より）

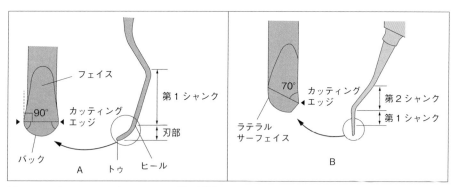

図4-126　キュレットスケーラーの刃部の形態
A：ユニバーサルタイプ，B：グレーシータイプ
（吉江弘正ほか編：臨床歯周病学 第2版. 医歯薬出版，東京，2013. より）

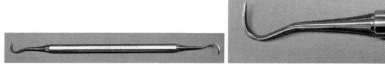

図4-127　シックルスケーラー

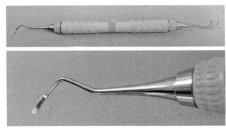
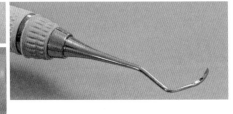

図4-128　キュレットスケーラー　ユニバーサルタイプ（両刃）

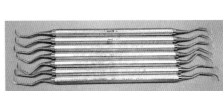
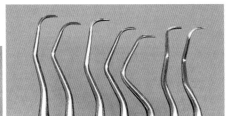

図4-129　キュレットスケーラー　グレーシータイプ（片刃）

　シックルタイプは歯肉縁上のスケーリングに用いられる．キュレットタイプは歯肉縁下のスケーリング・ルートプレーニング（SRP）に用いられる．

　キュレットスケーラーには刃部の両側に刃がついているユニバーサルタイプと，片側に刃がついているグレーシータイプがある．グレーシータイプは片刃の7本セットで，すべての歯面に当てやすいように角度が異なる14種類がある．手用スケーラーは専用の砥石でシャープニングして使用する（図4-130）．正しくシャープニングできているかテスト棒（テストスティック）で確認する．

2）エアスケーラー

　約2,000〜6,500Hzの出力でエアタービンに接続し，圧縮された空気をハンドピース内で振動に変えてチップに伝え，それを歯面に当てることにより注水下で歯石を

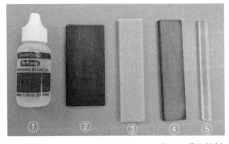

図4-130　手用スケーラーシャープニング用器材

①シャープニングオイル，②セラミックストーン，③アーカンサスストーン，④インディアナストーン，⑤テスト棒

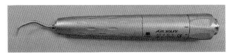

図4-131　エアスケーラー

エアタービンに装着して使用する．

粉砕し除去する装置である．先端につけるチップは使用部位，使用方法に適した各種形態のものがある（**図4-131**）．

3) 超音波スケーラー

　約25,000〜50,000Hzの超音波振動により注水下で歯石を粉砕，除去する装置である．超音波振動により歯石に衝撃を与え，歯石を破壊，細かく粉砕する．そして冷却のためにハンドピースから噴霧される水により，粉砕された歯石は洗い流される．また，水中での超音波発振によりキャビテーションが起こり洗浄する作用もある．超音波振動の発生装置として電圧をかけると歪む性質を持つ圧電セラミックを用いる電歪型（でんわいがた）と振動子としてニッケルを用いる磁歪型（じわいがた）があり，スケーラー先端はそれぞれ直線運動，楕円運動を行う．先端につけるチップは使用部位，使用方法に適した各種形態のものがある．手用スケーラーよりもスケーリング・ルートプレーニングが容易で短時間で行えるため，術者や患者の疲労も少ない（**図4-132**）．

4) Er：YAG（エルビウム：ヤグ）レーザー

　歯根面に照射することにより歯肉縁下歯石を除去することができる．手用スケーラーによるスケーリング・ルートプレーニングに比べ，患者の不快感が少ないといわれている（**図4-133**）．

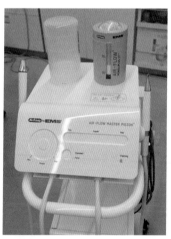

図4-132　超音波スケーラー
用途に応じて各種チップをハンドピースの先端につけて使用する．

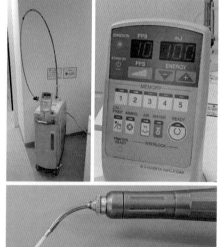

図4-133　Er：YAGレーザー

3. ポケット搔爬用機器

1) 用　途

　比較的浅い歯周ポケットの根面の細菌や歯石，汚染されたセメント質を除去する

とともに，ポケット内の上皮組織や肉芽組織を掻爬する歯周ポケット掻爬を行う際に使用する機器で，キュレットスケーラーが用いられる.

2）特　徴

　キュレットスケーラーのグレーシータイプは，片側の刃部を根面とポケット上皮側にそれぞれ向きを変えて使用する.　ユニバーサルタイプは，両刃なので，向きを変えずに歯肉を指で押さえて根面の汚染物質や歯石などとポケット内の上皮や肉芽組織を除去する.

4. 歯肉整形・切除用機器

　歯肉整形術や歯肉切除術は，ポケットを形成している歯肉を切除し，歯周ポケットを除去するとともに，清掃を行いやすいように歯肉を生理的な形態に整える手術法で，その際に使用する機器である.　歯肉増殖症などの治療に行われることが多い.

1）手用器具

　クレーン-カプランのポケットマーカーでポケット底を歯肉の表面に印記し（図4-134），歯肉切除用メスでポケット底までの歯肉を切除する（図4-135）.　歯根面をスケーリング・ルートプレーニングし，歯肉バサミで歯肉の形態を修正して，歯周パックを貼付する.

2）電気メス

　高周波電流により発生した熱エネルギーにより軟組織を切除する電気メスにより，歯肉を切除する（図4-136）.

3）レーザーメス

　CO_2（炭酸ガス）レーザー，Nd：YAG（ネオジウム：ヤグ）レーザー，Er：YAG（エルビウム：ヤグ）レーザーあるいは半導体レーザーにより，軟組織を蒸散させ，歯肉整形・切除を行う.　小さい範囲の場合は，浸潤麻酔が不要のこともある.　また同時に止血が可能なものもある.　レーザーの種類によっては治癒が早くなるものもある.

5. フラップ手術用機器

　フラップ手術は，歯肉弁を剝離し，歯根面と歯槽骨を露出させ，直視下でスケーリング・ルートプレーニングを行う歯周外科手術であり，その際に使用する機器である（図4-137）.

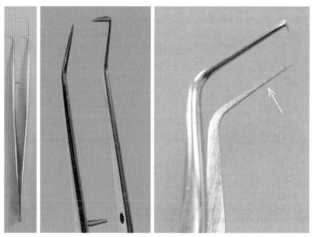

図4-134　クレーン-カプランのポケットマーカー

ピンセット先端の片方はポケット底まで挿入するのに内面に目盛り（矢印）がついている．もう片方は鉤になっており，ポケットの外側の歯肉に刺して出血点で印をつける．

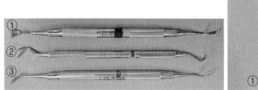

図4-135　歯肉切除用メス

①カークランド，②オーバン，③ゴールドマンフォックス

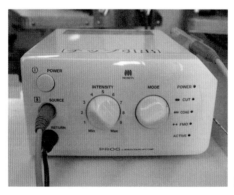

図4-136　電気メス（本体）

1）メス（尖刃刀，彎刃刀，円刃刀，メスホルダー，ブレードリムーバー）（図4-138）

　歯肉を切開するときに使用する．ホルダーと刃部が一体になったものと，ホルダーに刃部を装着して使用する替刃式のものがある．替刃式の場合は専用のブレー

ドリムーバーを用いて刃を外す（図4-139）.

2）骨膜剝離子，粘膜剝離子

歯肉弁を歯槽骨から剝離翻転するために使用する（図4-140）.

3）スケーラー

炎症性結合組織の除去と，直視下でスケーリング・ルートプレーニングを行うときに使用する.

4）骨ファイル（ボーンファイル）

歯槽骨整形や肉芽組織の除去に用いられる（図4-141）.

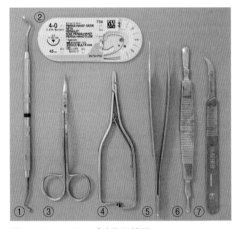

図4-137　フラップ手術用機器
①練成充塡器，②縫合用糸付き針，③歯肉バサミ，
④持針器，⑤ピンセット，⑥骨膜剝離子，⑦替刃メス

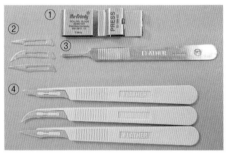

図4-138　メス
①リムーバー，②替刃メス（＃15C，＃12，＃11），
③替刃メスハンドル，④ディスポーザブルタイプ
（＃15C，＃12，＃11）

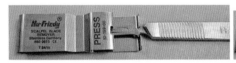

図4-139　ブレードリムーバー
替刃メスはブレードリムーバーでハンドルから外す.

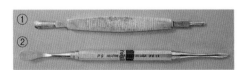

図4-140　骨膜剝離子と粘膜剝離子
歯肉弁の歯槽骨からの剝離・翻転や，組織を把持，保
護，排除するのに使用する.
①骨膜剝離子，②粘膜剝離子

5）歯肉バサミ（歯肉剪刀）

歯肉バサミを用いて歯肉弁を整形する（**図4-142**）.

6）針付き縫合糸，持針器

創面を閉鎖するのに縫合を行う．適切な縫合針と縫合糸はそれぞれの歯周外科治療に応じて選択される（**図4-143, 144**）.

7）歯科用ピンセット，練成充塡器

歯科用ピンセットは歯肉弁や縫合糸の保持などに使用される．練成充塡器は縫合後に歯周パックを貼付する時に使用する.

6. 治療用レーザー

レーザー光は波の位相と波長をそろえた人工的に作り出された光で，低い出力で強力なエネルギーを狭い範囲に集中させることができる．赤外領域の波長では水への吸収性に影響し，生体に照射すると組織を切開，止血，凝固，蒸散することがで

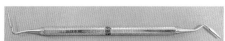
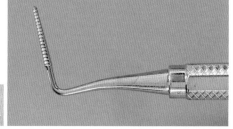

図4-141　骨ファイル（ボーンファイル）
シュガーマン・ペリオドンタルファイル．ファイルが両面についていて，歯間部の歯槽骨整形や肉芽組織の除去に用いられる.

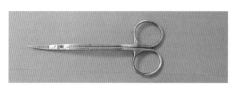
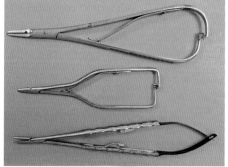

図4-142　歯肉バサミ
歯肉整形や縫合糸のカットに使用する.

図4-143　各種持針器
縫合針を把持する.

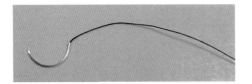

図4-144　針付き縫合糸（無傷針）
針の形状や糸の素材はさまざまあり，それぞれの歯周
外科手術で適したものが選択される．

きる．歯周治療では，歯肉の切開，歯肉のメラニン除去，止血など軟組織の処置，歯石除去の補助としての歯周ポケット治療，歯周外科治療時の骨組織の整形・切除，歯石や肉芽組織の除去，疼痛緩和や治癒促進を目的とした低反応レベルレーザー治療などに用いられている．

1）CO₂（炭酸ガス）レーザー

波長10.6μmの連続波・パルス波として用いられる．軟組織を容易に蒸散することができるので歯肉切除，歯肉整形や止血時に用いられる．

2）Nd：YAG（ネオジウム・ヤグ）レーザー

波長1.064μmのパルス波として発振される．軟組織の切開，切除や止血時に用いられる．また，スケーリング・ルートプレーニングの補助として歯周ポケット内への照射が行われている．

3）Er：YAG（エルビウム・ヤグ）レーザー

波長2.94μmのパルス波で，水への高い吸収性があり，軟組織・硬組織両者の蒸散能に優れている．軟組織の処置やスケーリング・ルートプレーニング，フラップ手術時に狭くて機械的な器具操作が困難な病変部位に照射することによる肉芽組織の除去や歯槽骨の切削にも用いられる．

4）半導体レーザー

発振物質により波長域を変更でき，連続波，パルス波として用いられる．主なものはガリウム・アルミニウム・ヒ素（Ga-Al-As）半導体で発振波長は810nmである．軟組織の治療に効果的で，切開や止血，凝固に優れている．低出力で組織を刺激活性化させることができるため，疼痛緩和，創傷治癒や組織再生の促進にも用いられる．

参 考 文 献

1）吉江弘正ほか編：臨床歯周病学 第2版．医歯薬出版，東京，2013.

⑩—印象採得用機器

口腔内の形の陰型を印象材とトレーを使用して採ることを印象採得という．この印象を利用して製作した診断用模型や作業用模型は，診断や患者説明，補綴装置などを製作するために用いられる．精確な印象採得を行うために，印象用器材の用途を理解する必要がある．

1. 印象用トレー（図4-145）

1) 用　途

口腔内の陰型を採る操作に用いる．印象材をトレーに盛り，口腔内に挿入する．印象材硬化後，口腔内から撤去し，印象内面に模型材を注入し，模型を製作する．

2) 特　徴

印象用トレーには，金属やプラスチックで製作された既製トレーと患者の歯列や顎堤の状態に合わせて常温重合レジンで製作する個人トレーがあり，通常，柄部，体部，辺縁部で構成される．

既製トレーは，印象採得する範囲により全顎歯列用と局部用（片顎用，前歯部用，臼歯部用）に分類され，使用する印象材とトレーとの嵌合を得るためにトレーの保持孔を設けた有孔トレー，全体が網状になっている網トレーなどがある．既製トレーは，一般的な顎堤に適合し，口腔内から印象の撤去が容易なように設計されて

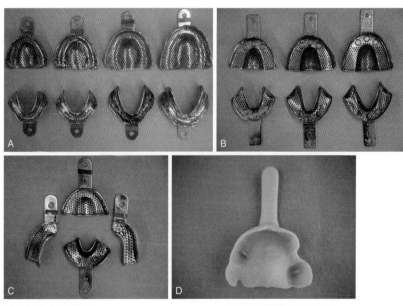

図4-145　印象用トレー
A：無歯顎用既製トレー，B：有歯顎用既製トレー，C：局部有歯顎用トレー，D：上顎個人トレー

いるが，印象の寸法精度の点では個人トレーに劣る．

　個人トレーには，いわゆる個人トレーと個歯トレーがあり，印象の寸法精度を向上させるために，印象材の厚さを一定になるように患者ごとに支台歯や歯列形態に合わせたトレーである．個人トレーと印象材は接着しないため，トレーに保持孔を設けたり，使用する印象材に適した接着材を用いる必要がある．

2. 印象用シリンジ（図4-146）

1）用　途

　シリコーン印象材や寒天印象材を細部に流し込むために用いる．

2）特　徴

　シリコーン印象材用と寒天印象材用の2種類がある．

　シリコーン印象材用シリンジはノズル部を取り外すことが可能で，先端または後方からシリコーン印象材をシリンジに入れることができる．また，ノズル部を取り外し，硬化した印象材を除去しやすい構造になっている．

　寒天印象材用シリンジには，カートリッジタイプとスティックタイプ寒天を使用するものがある．針部はディスポーザブルのものが増えており，患者ごとに交換する．本体は金属製とプラスチック製があるが，両者とも耐久性に優れ，オートクレーブによる滅菌が可能である．

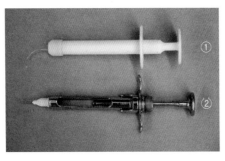

図4-146　印象用シリンジ
①シリコーン印象材用，②寒天印象材用（カートリッジタイプ）

3. ラバーボウル，スパチュラ（図4-147, 148）

1）用　途

　ラバーボウルは，アルジネート印象材，石膏や埋没材を練和するための容器である．スパチュラは，ラバーボウル内の印象材，石膏や埋没材と水を練和するために用いる．

2）特　徴

　ゴム製の椀状の容器で，大，中，小の3種類の大きさがあり，適度な硬さで持ち

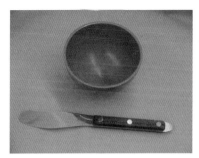

図4-147 ラバーボウルと印象用スパチュラ

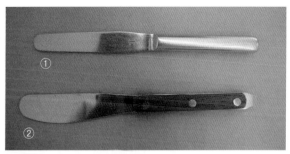

図4-148 スパチュラ
①石膏用，②印象用

やすく，スパチュラで練和しやすい形状になっている．スパチュラは，金属製ヘラに木製やプラスチック製などの柄がついたもので，ヘラの形状の違いによって印象用と石膏用の2種類がある．印象用は，ヘラの一方が彎曲しており，ラバーボウルに印象材をこすりつけて脱泡しやすい形状になっている．

4. 印象材練和器 (図4-149)

1) 用 途

短時間で気泡が少なく，いつでも均一にアルジネート印象材や石膏・埋没材を練和できるよう設計された電動の練和器である．

2) 特 徴

印象材練和器には2つのタイプがあり，アルジネート印象材だけではなく，シリコーン印象材やセメントの練和にも利用できるものと，アルジネート印象材専用のものがある．前者は駆動部とラバーボウル部からなり，印象材と水の入った回転するラバーボウルにスパチュラを当てるだけで，気泡の少ない，滑らかな練和が行える．ラバーボウル部を練和紙台に交換するとシリコーン印象材やセメントも練和できる．一方，アルジネート印象材用のものは，本体と練和カップから構成されており，適量の印象材と水の入った練和カップを本体のホルダー部に入れて，タイマーをセットしてスタートボタンを押すだけで印象材の練和が行える．本体のホルダーに装着された傾斜のついた練和カップが，プレート上で回転して，練和カップの傾斜と遠心力で印象材を練和する．

5. 寒天コンディショナー (加温装置) (図4-150)

1) 用 途

寒天印象材を溶融，保存するために用いる．寒天は水中でゲル化し，100℃近くまで加温すると流動性を有するゾル状態となり，40〜50℃に冷却すると網目状ポリ

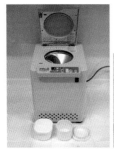 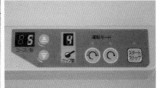

図4-149　印象材練和器

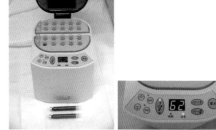

図4-150　ドライタイプ寒天コンディショナー

マーを形成してゲル化して硬化する．この性質を利用して寒天を用いて印象採得を行う．市販の寒天コンディショナーには，水を使用するウエットタイプと水を使用しないドライタイプがあり，現在は使用法が簡単なことからドライタイプが主流となっている．寒天単一印象を行う場合には，ウエットタイプの3槽型寒天コンディショナーを，寒天アルジネート連合印象を用いる場合にはカートリッジタイプの寒天印象材を用いることが多いことから，ドライタイプの寒天コンディショナーが用いられている．

2）特　徴

　ウエットタイプの寒天コンディショナーには，1槽式と3槽式があり，3槽式コンディショナーは，100℃で寒天を完全にゾル化させる沸騰槽，60℃で随時使用可能なゾルを保持しておくための貯蔵槽，45℃で印象直前に患者の口腔内に使用できるよう調整する調整槽の3層からなる．調整槽において十分に口腔内で使用できるように温度調整を行わないと，やけどを起こすことがあるので注意する．

　1槽式寒天コンディショナーは，寒天印象材を100℃で溶融した後，60℃で保温して，常時印象可能な状態にしておく．最近は水を使用しないドライタイプが主流であり，加温空気循環方式が広く用いられており，全自動で印象材の溶融から保温までが行える．ドライタイプは，ウエットタイプに比べて水を使用しないため簡便かつ短時間で寒天印象材が使用できる．寒天印象材は，加熱を繰り返すと気泡の発生や寒天がぼそぼそになるなど劣化が生じることがある．また，ドライタイプの寒天コンディショナーは，100℃を超えて高温になることもあるため，定期的な検温と寒天印象材の管理が必要である．

6. ディスペンサー（図4-151）

1）用　途

　カートリッジ式シリコーン印象材や咬合採得材を，ミキシングチップを通して自動練和し，抽出させるために用いる．

2）特　徴

ディスペンサーは，本体，カートリッジロック，プランジャー，リリースレバーからなる．カートリッジやミキシングチップは，確実に本体に装着し使用する．ハンドルを握ると練和された印象材がミキシングチップから押し出されるが，完全に練和されて均一な色をしていることの確認が必要である．新しいカートリッジでは，最初は完全練和されていないことがあるので注意する．

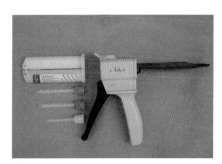

図4-151　ディスペンサー

7. アルコールトーチ（図4-152）

1）用　途

有床義歯の印象採得時の筋形成に用いるコンパウンドの軟化に使用する．また，歯科技工室では，ワックスアップ，歯肉形成などでワックス類を用いる際にも使用する．

2）特　徴

プラスチック製のアルコールランプで，空気圧により細炎が出るノズルがついており，燃料用エタノールを使用する．アルコールを入れる量が多いと，こぼれたり噴出したりするため，容器の半分以下で使用する．容器がプラスチック製であり，長時間の使用で容器が熱くなるため，できるだけ短時間の使用を心がけることが大事である．

8. ウォーターバス（恒温槽）（図4-153）

1）用　途

印象採得にコンパウンドを用いる場合，印象用コンパウンドを軟化したり，火炎で軟化したコンパウンドを口腔内で使用できるよう温度調節するのに用いる．

2）特　徴

ウォーターバスは，金属製の容器に水を入れて加熱し，コンパウンドのような熱

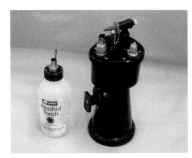

図4-152　アルコールトーチ

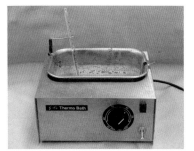

図4-153　ウォーターバス（恒温槽）

可塑性材料を加温する恒温槽である.

　約40～100℃で水温を保つことができるが，空だきには注意する必要がある.　また，コンパウンドを軟化させる場合には，直接金属容器に入れるのではなく，あらかじめガーゼなどを容器の底面に敷いておき，軟化したコンパウンドが金属容器に付着しないように準備しておく.

9. 口腔内スキャナー（図4-154）

1）用　途

　印象材を用いて印象採得する代わりに，口腔内の支台歯や歯肉の状態を直接撮影して，デジタルデータに変換することができる機器で，光学印象採得に用いる.

2）特　徴

　口腔内スキャナーは，直接口腔内に挿入して歯列の形態をデジタル化する（光学印象採得）構造になっているため，ハンドピースの先端にCCDカメラを備えている.従来の印象材を用いる方法に比べて短時間で印象採得が終了し，患者の負担が少ないという利点がある.しかし，歯列の上からCCDカメラで撮影することから，歯肉縁下の印象採得が難しいため，歯肉線上の形成，または歯肉圧排を確実に行わなければならない.

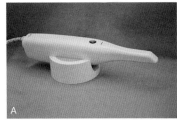
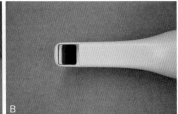
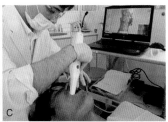

図4-154　口腔内スキャナー
A：口腔内スキャナーのハンドピース，B：口腔内スキャナーの先端部分，C：口腔内スキャナーによる印象採得

⑪ー歯冠修復用機器

1. 歯肉圧排用器材

　歯肉圧排は，支台歯形成，印象採得，装着などの診療行為において，支台歯周囲の歯肉を一時的に歯面から排除する操作である．即時歯肉圧排と緩徐歯肉圧排に分類され，圧排方法によって使用する機器が異なる．

1）歯肉圧排用器具（図4-155）

（1）用途

　即時歯肉圧排において，歯肉圧排用綿糸を歯肉と歯質の間に挿入するために用いる．

（2）特徴

　先端が丸みを帯びた平板構造をもつ平頭充塡器，コーク型充塡器，ジンパッカー®などがあり，弱い手指圧で歯肉圧排用綿糸を圧入する．手用器具以外では，ラバーダムシート，ラバーダムクランプ，ウエッジなども機械的歯肉圧排に用いられる．

2）歯肉圧排用綿糸（図4-156）

（1）用途

　即時歯肉圧排に分類される機械的歯肉圧排および機械的・化学的歯肉圧排において，支台歯周囲の歯肉を歯面から排除することを目的として用いられる．

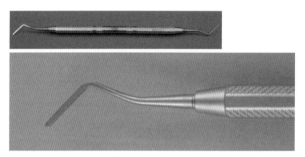

図4-155　歯肉圧排用器具（ジンパッカー®）

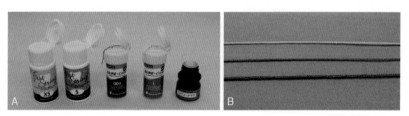

図4-156　歯肉圧排用綿糸
A：各種歯肉圧排用綿糸，B：さまざまなサイズの歯肉圧排用綿糸がある．

(2) 特徴

歯肉圧排用綿糸は木綿などの繊維を素材とし，さまざまな太さのものがある．所定の長さに切断して使用する．

3) 機械的・化学的歯肉圧排に用いられる薬剤

(1) 用途

歯肉溝からの滲出液の抑制，歯肉からの出血に対する止血などを目的として用いる．

(2) 特徴

歯肉圧排時に塩化亜鉛（$ZnCl_2$），塩化アルミニウム（$AlCl_3$），硫酸第二鉄（$Fe_2(SO_4)_3$），タンニン酸などの収斂剤を使用することがある．これらの化合物はタンパク質を変性させることにより組織や血管を縮める作用（収斂作用）があり，歯肉からの滲出液抑制，止血などに有効である．また，血管収縮作用のある薬剤を止血剤として使用することもある．収斂剤，止血剤などはあらかじめ歯肉圧排用綿糸にしみこませるか，歯肉圧排部位に水溶液を塗布するかのいずれかで用いる（**図4-157**）．機械的歯肉圧排と化合物（薬剤）を併用する手法は機械的・化学的歯肉圧排とよばれる．

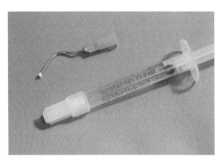

図4-157 収斂剤（塩化アルミニウム水溶液）のシリンジと交換式チップで構成される歯肉圧排用キット

4) 電気メス，レーザー

(1) 用途

即時歯肉圧排に分類される外科的歯肉圧排において，止血を行いつつ歯肉を切除，整形して圧排する際に用いる．

(2) 特徴

外科的歯肉圧排は，歯肉を排除する効果が高い反面，歯肉焼灼面の治癒と歯肉辺縁の形態回復に時間を要する．また，処置に先立って局所麻酔が必要である．

5）テンポラリーストッピング，プロビジョナルレストレーション

（1）用途

形成した窩洞または支台歯の周囲歯肉を排除することを目的として，充塡または装着される．この技術は緩徐歯肉圧排法とよばれ，形成終了直後の印象採得は行われない．

（2）特徴

歯肉縁下に至る支台築造窩洞などにテンポラリーストッピングを充塡することにより，歯肉が排除され，次回来院時の印象採得が容易になる．一方，歯肉縁下にフィニッシュラインを有する支台歯で，形成直後に印象採得を行わない場合，プロビジョナルレストレーションを次回来院時まで装着する．このことで歯肉圧排効果が得られ，歯頸部付近の印象を鮮明に採得できる．

2. 試適，装着用器材

1）咬合紙（図4-158）

（1）用途

咬合紙は天然（自然）歯列，修復物と対合歯，補綴装置と対合歯，補綴装置同士などの咬合状態を印記するために用いられる．

（2）特徴

咬合紙の両面に青または赤の着色剤がコーティングされている．咬合圧によって着色剤が歯面に付着して咬合の強弱が反映される．形態は長方形，馬蹄（U字）形などがあり，台紙の厚さ，表面性状も異なる製品が市販されている．

2）咬合紙ホルダー（図4-159）

（1）用途

多数歯の咬合状態を確認する際，咬合紙を側方から把持し，垂れ下がらないよう水平面を確保する．

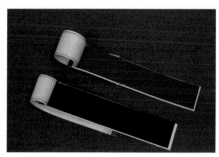

図4-158　長方形の咬合紙

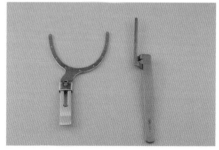

図4-159　全顎用および片側用の咬合紙ホルダー

(2) 特徴

咳合紙ホルダーの形態は長方形，馬蹄形などがあり，咳合検査の部位と範囲により使い分ける．臼歯部では直線状，全顎あるいは歯列が彎曲した部位では馬蹄形のホルダーを用いる．

3) セメント練板とセメントスパチュラ

(1) 用途

粉末・液タイプ，ペースト・ペーストタイプなどの接着材料，セメントなどの練和に用いられる．

(2) 特徴

デュアルキュア型のレジン系セメント（図4-160）を練和する場合，2分割で並置されたシリンジから同量のペーストを練板（図4-161）に採取し，プラスチック製スパチュラで均一に練和する．

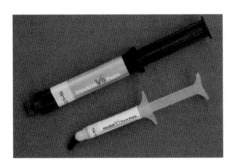

図4-160　デュアルキュア型レジン系接着材料と試適用ペースト

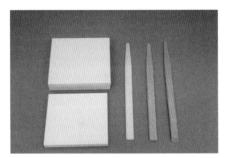

図4-161　セメント練板とプラスチック製セメントスパチュラ

4) ブラスター（図4-162, 163）

(1) 用途

プライマー，ボンディング材，レジン系セメントなどの接着材を使用する場合，

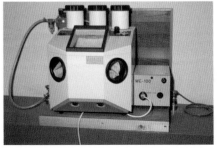

図4-162　歯科技工室に設置するブラスター
この機種は上部に3個の容器を備えており，3種類の砥粒を個別に噴射できる．

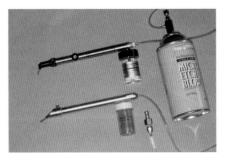

図4-163　ボンベを利用するブラスター（上）と歯科用チェアユニットの圧縮空気供給部に接続して使用するブラスター（下）

前処理としてブラスターを用いたアルミナブラスト処理が標準的に行われる．接着面の機械的清掃が行われ，表面があれることにより，顕微鏡レベルで接着面積の増加を図ることができる．

(2) 特徴

ブラスターは圧縮空気を利用して材料表面に砥粒を噴射する装置であり，米国では文字どおり空気伝送砥粒噴射装置（airborne particle abrader）とよばれる．歯科技工室に設置する装置はコンプレッサーから直接供給される圧縮空気を用いる．一方，診療室で使用するブラスターは，歯科用チェアユニットに設けられた供給部からの圧縮空気，専用のボンベからの圧縮空気などにより弱圧での処理を行う．

試適を終えた修復物，固定性補綴装置の接着面に対しては，砥粒としてアルミナ（酸化アルミニウム，Al_2O_3）を噴射することから，この操作をアルミナブラスト処理という．ケイ素化合物を噴射する場合はサンドブラスト処理ともよばれる．歯科技工操作の途上で，材料表面から石膏，埋没材などの付着物を除去する際には球状ガラス（ケイ素酸化物）の微粒子（ガラスビーズ）を用いることがある．

3. シェードガイド

1) シェードガイド

(1) 用途

補綴装置を製作する際，補綴部位の隣接歯，対合歯などの色調を参考として装置の色調を設定する．この色調選択の過程で用いられるのが歯の色調見本となるシェードガイド（図4-164，165）である．

(2) 特徴

図4-164のシェードガイドの場合，16枚のシェードタブから色調の候補となる数枚を取り外し，患者の残存歯とともに写真を撮影する．写真撮影なしで記号，番号を伝達する歯科技工指示もあるが，この場合は患者に特有のシェードの再現は困難である．

近年，歯科医師が歯科技工士に歯科技工装置を発注する際，歯科技工指示書に画像を添付する機会が多い．この画像に画像補正用カラーチャートが撮影されていると，画像処理ソフトを用いて写真の色調とサイズを調整することができる（図4-166）．

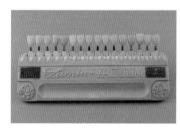

図4-164　A，B，Cの色調と数値の明るさで16色に分類されたシェードガイド

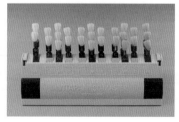

図4-165　明度を先に選択し，その後彩度と色相を選択するシェードガイド

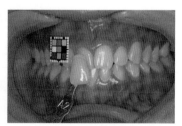

図4-166　画像補正用カラーチャートおよびシェードタブとともに撮影された口腔内

4. リムーバー

1）リムーバー（図4-167，168）

（1）用途

プロビジョナルレストレーション，試適，仮着された補綴装置などを除去する際に用いる．

（2）特徴

ハンドル部分の槌打あるいはスプリングにより繰り返し荷重を加える．除去の対象物に応じて先端部（ポイント）が交換できる．

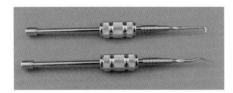

図4-167　固定性装置の連結部に適用するリムーバー（上）と修復物の辺縁部に適用するリムーバー（下）
先端部（ポイント）は交換式である．

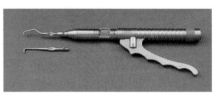

図4-168　オートマチックリムーバー
片手で操作できるため，もう片方の手で先端付近を把持できる．

5. 平行測定器

1）平行測定器（図4-169，170）

（1）用途

ブリッジ，固定装置などの支台歯形成時，あるいは形成終了後に，複数の支台歯間の平行性を測定するために用いる．

（2）特徴

可動性の平行ピン，大型のミラーなどが平行測定器として使用される．

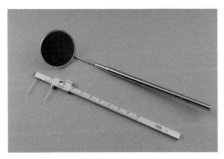

図4-169　平行測定器と大型のミラー
どちらも支台歯形成の過程で平行性の検査に用いられる．

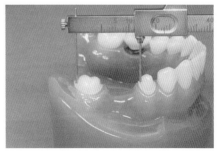

図4-170　支台歯（模型）軸面の平行性を検査している状態

6. 測色機器

1）測色機器

（1）用途

歯および材料の色差，色などを機器で計測するものである（**図4-171**）．

（2）特徴

測色機器は補綴処置前の色調選択のほか，歯のホワイトニングの経過観察などにも用いられる．

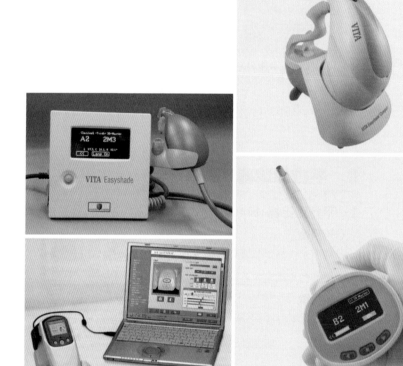

図4-171　各種測色機器
明度，彩度，色相，対応するシェードタブなどを表示できる．

⑫─有床義歯用機器

1. バイトゲージ

1）用 途

咬合採得時，咬合高径（垂直的顎位）を決める際に用いる計測器具である（図4-172）．

2）特 徴

歯の欠損患者で上下顎の残存歯どうしで咬合が保持されていない場合や，無歯顎の場合，患者固有の咬合が失われているため，さまざまな方法で咬合高径を決定しなければならない．咬合高径の決定法には，形態学的な方法として顔面計測法や機能的な方法の下顎安静位利用法などがある．顔面計測法では，下顎安静位（上体を起こして安静にしているときの顎位）で瞳孔から口裂までの距離は鼻下点からオトガイ底までの距離に等しいことを利用する方法（Willis法）が，機能的な方法は下顎安静位から安静空隙量2〜3mmを引いた高さを咬合高径とする下顎安静位を利用する方法などがあり，顔の基準点間の距離を計測する際にバイトゲージを用いる（図4-173）．

歯による上下顎の支えがないと顔がつぶれてしまいます．それを適切な高さの顔貌に回復してあげるのが咬合高径の決定です．

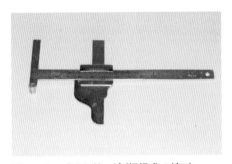

図4-172　バイトゲージ（坪根式ノギス）

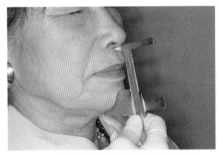

図4-173　顔面計測による咬合高径の決定

2. フェイスボウ

1）用 途

調節性咬合器を使用して補綴装置を製作する場合に，患者の顎関節と上顎歯列の三次元的位置関係を咬合器上に再現させるために使用する器具である（図4-174）．

2）特 徴

咬合器に模型を生体と同じ位置に装着することにより，患者の顎運動に調和した補綴装置を製作することが可能になる．フェイスボウを使い，生体の記録から咬合

歯科では耳や目，鼻など，顔の表面が基準点となります．

器を装着するまでの操作をフェイスボウトランスファーという（**図4-175, 176**）．

　フェイスボウは左右の後方基準点（外耳道など）を示す顆頭指示杆，前方基準点（眼窩下点や鼻下点）を示すポインター，上顎歯列や咬合床の位置を固定するバイトフォークから構成されている．バイトフォークは有歯顎用と無歯顎用があり，有歯顎用はパテタイプのシリコーン印象材を用いて上顎歯列の位置を決める．無歯顎用はバイトフォークを加熱し，上顎咬合床に固定する（**図4-177**）．

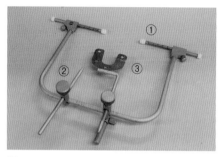

図4-174　フェイスボウの構造
①顆頭指示杆，②ポインター，③バイトフォーク（有歯顎用）

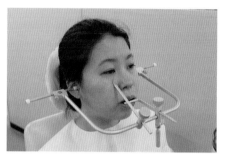

図4-175　患者に装着し，顎関節と上顎歯列の位置関係を記録

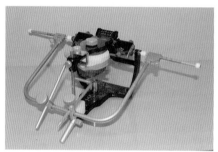

図4-176　生体の記録を調節性咬合器に再現した状態（無歯顎）

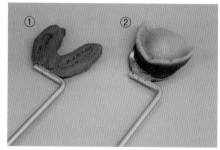

図4-177　バイトフォーク
①有歯顎用，②無歯顎用

3. ゴシックアーチトレーサー

1) 用　途

　水平的な下顎運動を記録する装置である（**図4-178**）．

2) 特　徴

　口内法と口外法の2種類あるが，装置が小さく，安定性に優れ，操作が容易な口内法が一般に用いられている．ゴシックアーチ描記法は定められた咬合高径で行うため，咬合器に模型を装着した後にゴシックアーチトレーサーの製作が行われる（**図4-179〜181**）．上顎に描記針，下顎に描記板を装着し，下顎を前後左右に動かして

無歯顎者や多数歯欠損患者は，下顎を前に出して咬む癖がつくことがあります．そのような患者はゴシックアーチ描記法により適切な下顎の位置を決めます．

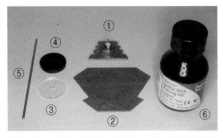

図4-178 ゴシックアーチトレーサー（口内法用）
①描記針，②描記板，③透明ディスク，④ブラックディスク，⑤ディスク誘導棒，⑥トレーサー用インク

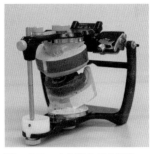

図4-179 咬合器上での製作

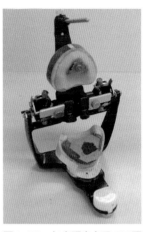

図4-180 無歯顎患者用で下顎に描記板，上顎に描記針を設置

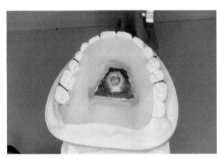

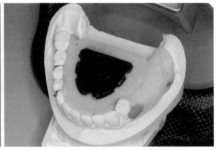

図4-181 有歯顎患者用はクラスプなどを用いて残存歯に固定

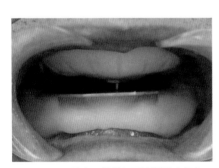

図4-182 口腔内に装着し下顎運動を行う

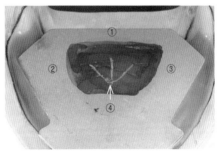

図4-183 描記されたゴシックアーチ
①前方運動，②左側方運動，③右側方運動，④タッピングポイント（矢印）

　運動の軌跡を描記する（**図4-182**）．描記された矢じりの形をゴシックアーチ（**図4-183**），先端をアペックスとよぶ．アペックスとタッピングポイント（カチカチと少ない開口量で反復的に咬み合わす運動）の位置から咬合採得の適否やゴシックアーチの形態により顎機能の診断を行う．
　ゴシックアーチにより咬合採得が水平的に誤っていた場合はチェックバイトを採

得し，咬合器を再装着する．

4. パントグラフ

1）用 途

下顎運動を三次元的に記録する装置である（図4-184, 185）．

現在ではパントグラフに代わって電気的な顎運動計測装置が顎運動の診断に用いられています．

2）特 徴

左右両側顆頭部に水平板と垂直板の2面，左右口角部に水平板の計6枚の描記板があり，運動の軌跡を記録する．顎運動の測定や顎機能の診断，全調節性咬合器への装着に用いる．操作が煩雑で術者も高度な技術が必要なため，現在ではほとんど使用されていない．

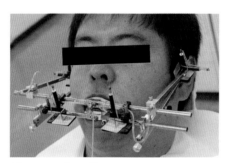

図4-184　パントグラフ

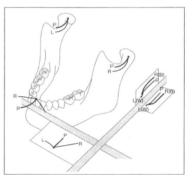

図4-185　パントグラフにより描記された6部位での下顎運動の軌跡

P：前方運動, R：右側方運動, L：左側方運動, W：作業側, B：非作業側（平衡側）
（古谷野潔, 矢谷博文編：歯科技工別冊 目で見る咬合の基礎知識. 医歯薬出版, 東京, 2002.）

5. 咬合器

ものを咬むほうを作業側といいます．たとえば，右側で咬んだら右側が作業側で左側が非作業側（平衡側）になります．非作業側のほうが顎関節は多く移動します．咀嚼するときには顎をいろいろな方向に動かします．その動きを再現し，調和のとれた補綴装置を作るために咬合器は大切な役割を果たします．

1）用 途

生体の顎位や顎運動を再現するための機器である（図4-186）．補綴装置の製作や咬合診断に用いられる．

2）特 徴

咬合器の構造は上顎模型を装着する上弓と下顎模型を付着する下弓からなる．生体の顎関節に相当する上弓と下弓を連結する部分の構造によって，下記に分類される．

（1）蝶番（平線）咬合器（図4-187）

開閉運動しか行えない咬合器である．欠損が少なく，上下顎で咬合が安定する症

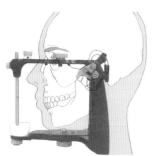

図4-186　咬合器と生体の関係

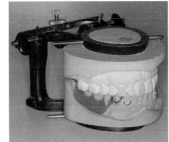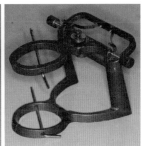

図4-187　蝶番(平線)咬合器

例に用いる.

　(2) 平均値咬合器(**図4-188**)

生体の形態や顎運動の平均値を基準に製作された咬合器である.

　(3) 半調節性咬合器(**図4-189**)

矢状顆路と非作業側(平衡側)の側方顆路の調節機構を備えた咬合器で,フェイスボウにより模型を咬合器に装着する.

　(4) 全調節性咬合器(**図4-190**)

作業側の側方顆路および側方顆路傾斜の調節機構も備え,生体と同じ運動を再現できる咬合器である.パントグラフを用いて咬合器に装着する.

　(5) その他の咬合器

　①診断用咬合器(**図4-191**)

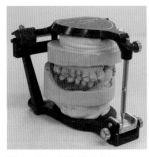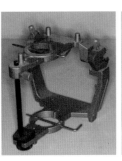

図4-188　平均値咬合器

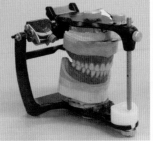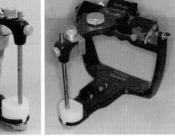

図4-189　半調節性咬合器

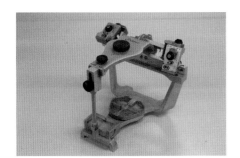

図4-190　全調節性咬合器

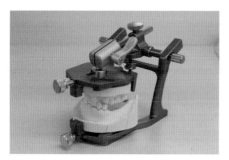

図4-191　診断用咬合器

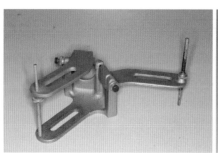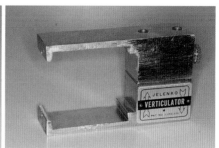

図4-192　FGP用咬合器

石膏を用いずに装着が可能な咬合器で簡単な診断に用いる．

②FGP用咬合器（**図4-192**）

下顎運動を三次元的に記録する方法（FGP）を用いた場合に使用する咬合器である．クラウンや小型の義歯製作に用いる．

6. モールドガイド

1）用　途

既製の人工歯の形態と大きさの型見本である．前歯部用（**図4-193**）と臼歯部用（**図4-194**）があり，メーカーごとにモールドガイドが用意されている．

2）特　徴

前歯部の形態は，方型（四角，Square：S），尖型（三角，Taper：T），卵円型（丸，Ovoid：O），混合型（Combination：C）の4種類が基本である（**図4-195**）．

前歯部の人工歯選択は，審美性の面から重要である．残存歯がある場合はなるべく近似した形態，大きさ（**図4-196**）のものを選択する．無歯顎の場合は使用中の義歯やSPA要素，顔貌を参考に患者と相談して決定する．SPA要素とは，患者の性別（sex），個性（personality），年齢（age）であり，これらを基準に人工歯を選択する．たとえば，女性ならば，柔らかさや，やさしい感じの丸みを帯びた形態を選び，男性には力強いイメージの角ばった形態を選択する．顔貌を参考に顔の輪郭と

人工歯は材質により，レジン歯，陶歯，硬質レジン歯があります．口腔内の状況や義歯の目的により使い分けます．詳細は歯科衛生学シリーズ『歯科材料』をご参照ください．

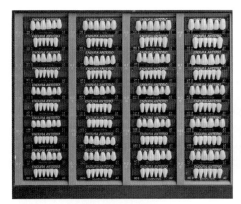

図4-193　前歯部用モールドガイド

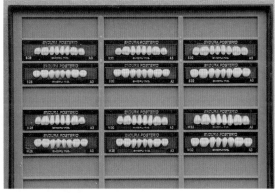

図4-194　臼歯部モールドガイド

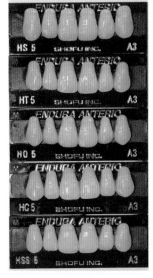

図4-195　前歯部形態

上から方型（S），尖型（T），卵円
型（O），混合型（C），短方型（SS）

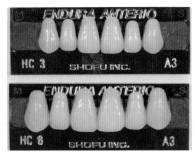

図4-196　大きさ

6前歯の全幅径が約40〜50mm（上：40mm，
下：50mm）

シェードガイドは，
歯科用ライトを消し
て，なるべく自然光
のもとで選択します．
あまり明るい色（白い
色）を選択するとい
かにも「入れ歯」とな
り目立ってしまいま
す．シェードガイド
の選択は患者さんと
よく相談しましょう．

上顎中切歯を逆さまにした外形が近似しているとして選択する方法である．

　臼歯部人工歯は形態が歯冠長の長いもの（中種；M），短いもの（短種；S）（図
4-197）と大きさが異なるものが3種類ある（図4-198）.

7. 義歯用人工歯のシェードガイド

1) 用　途

　既製の人工歯の色調見本である（図4-199, 200）.

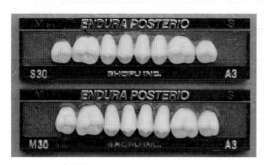

図4-197　歯冠長
上：短い臼歯，下：長い臼歯

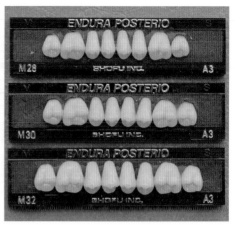

図4-198　大きさ
片側4臼歯の全幅径が28〜32mm（上：28mm，中：30mm，下：32mm）

2）特　徴

　モールドガイドに対応したシェードガイドが用意されている．ビタシェード（A，B，C，D）や番号により表示されるが，同じ表示でもメーカーにより色調は異なる．モールドガイド同様，残存歯に近似した色調を選択する．番号による色調は52，53，55，56，58などで番号が大きくなるほど色が濃くなる．

　そのほかに102，104，106，108，112，114といった番号で表す．

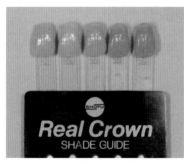

図4-199　レジン歯のシェードガイド

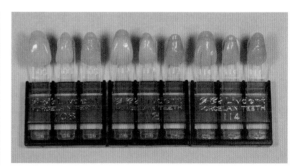

図4-200　陶歯のシェードガイド

参考文献

1）細井紀雄ほか編：コンプリートデンチャーテクニック 第6版．医歯薬出版，東京，2011．
2）市川哲雄，大川周治，平井敏博，細井紀雄編：無歯顎補綴治療学 第3版．医歯薬出版，東京，2016．
3）日本補綴歯科学会編：歯科補綴学専門用語集 第4版．医歯薬出版，東京，2015．
4）古谷野潔，矢谷博文編：歯科技工別冊／目で見る咬合の基礎知識．医歯薬出版，東京，2002．
5）全国歯科衛生士教育協議会監修：最新歯科衛生士教本　咀嚼障害・咬合異常1 歯科補綴．医歯薬出版，東京，2009．

⑬—口腔外科用機器

口腔外科で最も頻度が高い手術は抜歯術である．抜歯以外では，口腔に発現するさまざまな疾患に対する外科的治療（手術）がある．例をあげると，顎骨内嚢胞，良性腫瘍，悪性腫瘍，顔面外傷，先天奇形や顎変形症のような入院・全身麻酔下に行われる大手術から，歯槽骨整形術や歯根尖切除術，小帯伸展術，唾石摘出術などの局所麻酔下での外来小手術が行われ，手術範囲も侵襲も大小さまざまである．ここでは抜歯術と基本的手術手技に使用される一般的な機器について解説する．

1. 抜歯に使用する機器

1) エレベーター（抜歯挺子，ヘーベル）

（1）用途

環状靱帯（歯周靱帯）をメスで切離したあと，エレベーターの先端（嘴部）を歯頸部の歯根膜内に挿入し歯根に力を加えて，くさび作用，回転作用，てこ作用により歯根膜靱帯を断裂させ，歯を脱臼させる器具である．

嘴部が直線状のものと背側に屈曲したものがある．よく使用されるのは直線状で，曲線状は主に上顎大臼歯などの抜歯に用いられる（**図4-201**）．歯を脱臼させた

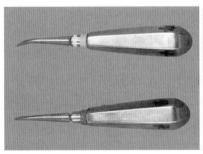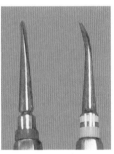

図4-201 エレベーター嘴部の側面観
先端の嘴部と把持部からなる．直線状のものと背側に屈曲したものがある．

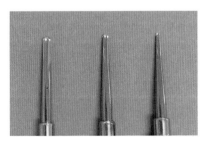

図4-202 エレベーター嘴部の幅の違い
抜歯する歯の歯頸部の大きさに合わせて選択する．

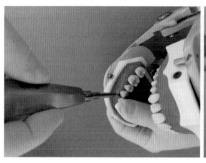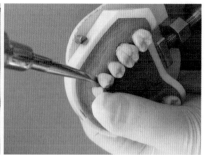

図4-203　エレベーター（ヘーベル）による脱臼操作

あとは抜歯鉗子で歯冠部を把持して，歯槽窩より摘出する．

（2）特徴

嘴部と把持部からなる．嘴部の幅は数種類あり，抜歯する歯の歯頸部の大きさに合わせて選択する（図4-202，203）．

2）抜歯鉗子（図4-204～213）

（1）用途

抜歯する歯種専用の鉗子を選び，歯冠部・歯頸部の頰（唇）側と舌側に嘴部を適合させ，パームグリップでしっかりと把持し，頰側・舌側方向へ押し倒す力とわずかな回転力を加えて歯根膜線維を断裂させ，摘出する．もし鉗子の選択を誤ると鉗子が滑脱してしまい，周囲の軟組織や隣在歯を損傷させることがある．

（2）特徴

歯冠を把持する嘴部と，パームグリップで握る把持部，および両者を連結する関節部で構成される（図4-204）．抜歯する歯に鉗子を装着しやすいように，上顎用，下顎用があり，嘴部と関節部の間が上顎用は2カ所，下顎用は1カ所でほぼ直角に屈曲している．また，屈曲が緩やかな上・下顎兼用鉗子もある（図4-205）．ただし，上顎の前歯用のみは例外で，直線状である（図4-206）．

嘴部の大きさと形態は歯種に応じて，前歯用，小臼歯用，大臼歯用，智歯用，残根用，乳歯用がある．また，基本的に右側用・左側用の区別はないが，上顎大臼歯用だけは例外で，頰側の近心根・遠心根分岐部に適合するように嘴部先端の内側に爪のような小突起がついているため，右側用と左側用がある．抜歯の部位によって鉗子の選択を誤らないように留意する（図4-214）．

3）ルートチップピック

（1）用途

破折した根尖の除去に使用される器具で，先端（嘴部）を抜歯窩と破折した根尖との間に挿入し，くさび作用により根尖を脱臼させて摘出する．

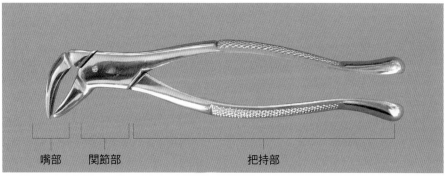

図4-204　抜歯鉗子の構造

歯冠を把持する嘴部，関節部，手（パームグリップ）で握る把持部からなる.

嘴部　　関節部　　　　　　把持部

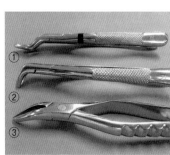

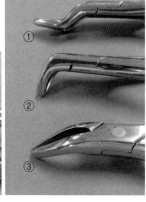

図4-205　抜歯鉗子の側面観の比較

①上顎用鉗子は2カ所で屈曲したバイアングル，②下顎用は1カ所で屈曲したモノアングル，③上下顎兼用は中間の屈曲形状

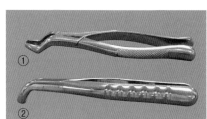

図4-206　前歯用抜歯鉗子

①上顎用，②下顎用

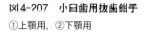

図4-207　小臼歯用抜歯鉗子

①上顎用，②下顎用

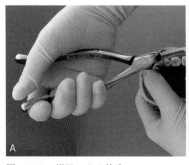

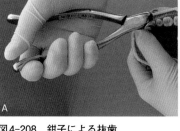

図4-208　鉗子による抜歯

A：鉗子による下顎第一小臼歯の抜歯，B：鉗子による下顎右側小臼歯の抜歯

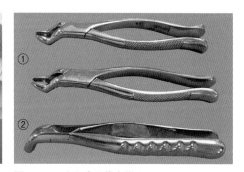

図4-209　大臼歯用抜歯鉗子

①上顎用（右側用と左側用がある），②下顎用

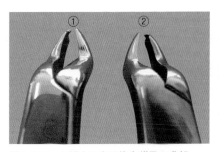

図4-210 上顎大臼歯用抜歯鉗子の嘴部

①右側用, ②左側用
頬側にのみ爪がついている.

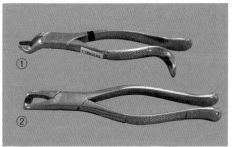

図4-211 智歯用抜歯鉗子

①上顎用, ②下顎用
顎間距離の小さい智歯部で使いやすいように嘴部の長さが大臼歯用に比べて短く, 単根歯が多いため内面に爪がついていないのが特徴.

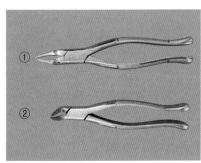

図4-212 残根用抜歯鉗子

①上顎用, ②下顎用
残根用に嘴部が小さく作られている.

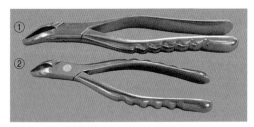

図4-213 乳歯用鉗子と永久歯用鉗子の大きさの比較

①永久歯用, ②乳歯用
両者とも上下顎兼用抜歯鉗子

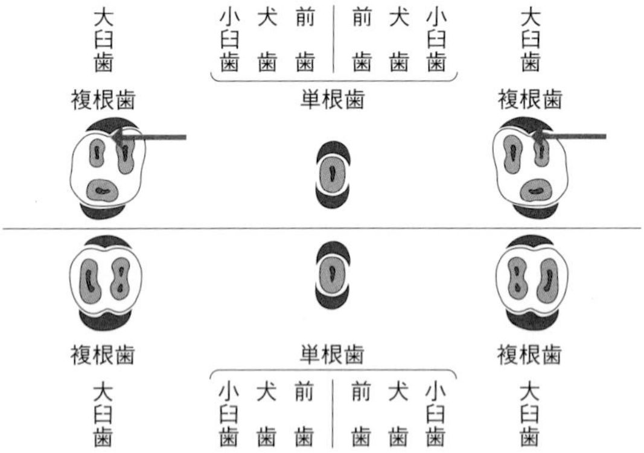

大臼歯		小臼歯	犬歯	前歯	前歯	犬歯	小臼歯		大臼歯
複根歯				単根歯					複根歯

複根歯				単根歯					複根歯
大臼歯		小臼歯	犬歯	前歯	前歯	犬歯	小臼歯		大臼歯

図4-214 歯頸部と嘴部の形態の適合（石川（1994）[1]を高見（2011）[2]が改変したものを一部改変）

嘴部の先端が歯頸部に適合するように抜歯部位により嘴部の形態が異なる. 上顎大臼歯用抜歯鉗子の嘴部には頬側にのみ爪（矢印部）がついていることに注意.

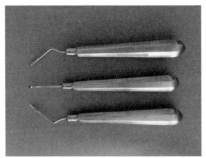

図4-215　ルートチップピック
先端(嘴部)を抜歯窩と破折した根尖との間に挿入し，くさび作用により根尖を脱臼させる．

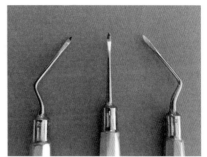

図4-216　ルートチップピックの嘴部の比較
直線状と屈曲状があり，屈曲の方向が逆向きのものと合わせて3種類ある．

(2) 特徴

　嘴部，支持部，把持部から成り，嘴部は細くて長い．支持部は直線状と屈曲状があり，屈曲の方向が逆向きのものと3種類ある(**図4-215，216**)．

2. 軟組織に使用する機器

1) メ　ス

(1) 用途

　粘膜切開や皮膚切開のほか，結合組織，骨膜，靱帯などの軟組織の切離や軟組織間の剝離に使用される．

(2) 特徴

　金属製の把持部(メスホルダー)にディスポーザブルの各種の替刃(ブレード)を装着する替刃メスタイプ(**図4-217，218**)と，替刃メスとプラスチック製の把持部が一組になったディスポーザブルタイプ(**図4-219**)がある．

　各種替刃メスには形状を示すナンバーが割りつけられており，歯科でよく使用されるのは，①先端が尖った尖刃刀(#11)，②先端が屈曲した彎刃刀(#12)，③先端

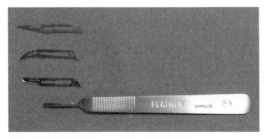

図4-217　替刃(ブレード)とメスホルダー
金属製のメスホルダーに各種替刃メスを装着して使用する．

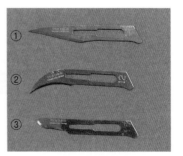

図4-218　歯科でよく使用される替刃メス
①#11，②#12，③#15

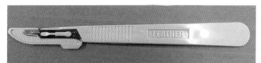

図4-219　替刃メスとプラスチック製の把持部が一組になったディスポーザブルタイプ

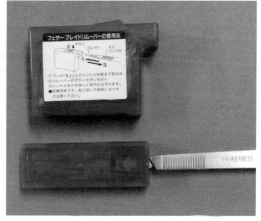

図4-220　ブレードリムーバー
メスホルダーに装着された替刃メスをリムーバーに挿入し，矢印のボタンを押すと自動的に替え刃が除去されるため，安全に取り外すことが可能である．

が丸い円刃刀（#15）の3種である（**図4-218**）．なかでも，最もよく用いられるのは円刃刀（#15）で，刃部が小さく口腔内での使用に適している．尖刃刀（#11）は膿瘍の切開に，彎刃刀（#12）は歯周靱帯の切離などに用いられるが，決まった適用はなく術者の好みにより使い分けられる．

　使用後の替刃メスの除去は鉗子などを用いて外すか，専用のブレードリムーバーを使うと簡単かつ安全に外すことができる（**図4-220**）．

2）ハサミ（剪刀）

（1）用途

　軟組織の切離や鈍的剝離のほか，縫合糸の切断などに用いられる．歯科でよく使用されるのは，刃部が細い歯肉バサミで，刃部の形状が直と曲のものがある．歯肉弁の形態調整のための切離や縫合糸の切断によく使用される（**図4-221**）．

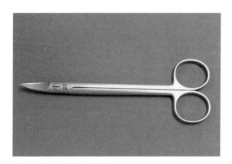

図4-221　歯肉バサミ

　一般外科で用いられるのは，クーパー剪刀，メーヨー剪刀，メッツェンバウム剪刀などで，いずれも開発者の名前がついている．そのほかに，眼科用剪刀，形成用剪刀など，用途に応じて使用される（**図4-222**）．

（2）特徴

　口腔内縫合糸の切離には歯肉バサミや眼科用剪刀がよく使用されるが，ナイロン糸の切離には滑りにくいように刃部先端に鉤が付いたナイロン用もある．

3）剝離子

（1）粘膜剝離子

①用途

　歯肉や歯槽粘膜を骨膜とともに骨面から剝離し粘膜骨膜弁を形成する場合や，顎骨内の囊胞や良性腫瘍の摘出に用いられる．

②特徴

　先端が扁平で直線状のものと屈曲したものがある（**図4-223**）．

（2）骨膜剝離子

①用途

　筋肉や靱帯あるいは骨膜の強い付着部を骨から剝離するときに使用される．

②特徴

　先端が薄く鋭利になっている（**図4-224**）．

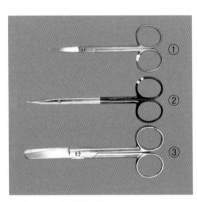

図4-222　外科用剪刀
①眼科用，②メッツェンバウム，③クーパー

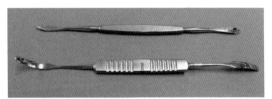

図4-223　粘膜剝離子
先端が扁平で直線状のものと屈曲したものがある．

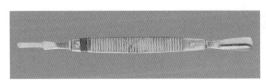

図4-224　骨膜剝離子
先端が薄く鋭利になっている．骨膜起子としても使用される．

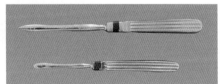

図4-225　骨膜起子
粘膜剝離子より先端が鈍で強靱であるため，骨膜剝離のほか軟組織を圧排して手術野の明示などに使用される．

（3）骨膜起子

①用途

粘膜剝離子と同じく，粘膜骨膜弁の形成に用いられる．

②特徴

粘膜剝離子より先端が鈍で，強靱であるため，剝離された軟組織を圧排して手術野の明示や軟組織の保護にも使用される（図4-225）．

4）縫合用器具

（1）持針器

①用途

先端に縫合針を挟んで固定し，粘膜や皮膚，筋肉や結合組織の縫合処置に使用される鉗子状の器具である．マチウ式，ヘガール式などが一般に使用される（図4-226〜228）．

②特徴

把柄部を握ると，"カチッ"と音がして固定され，さらに"カチッカチッ"と2回

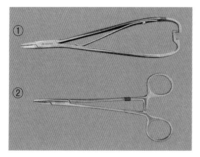

図4-226　持針器
①マチウ式，②ヘガール式
把柄部を握ると，"カチッ"と音がして固定され，さらに"カチッカチッ"と2回握ると固定が解除され，縫合針を着脱することができる．

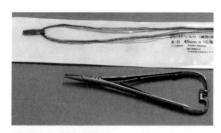

図4-227　縫合用器材
持針器（マチウ式）・縫合針・縫合糸（ブレードシルク）

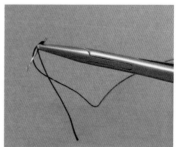

図4-228　術前の準備
針の基部から1/5部を順針で挟み，弾機孔に縫合糸を通した状態，糸の折り返しは3〜5cmとする．

握ると固定が解除されて持針器の先端に縫合針を着脱することができる．縫合針の針先を把持すると針先が変形してしまい組織を貫通するときの切れ味が鈍るので，針の基部から1/4〜1/5の部分を把持する．また，針先が持針器の左側に来るように把持するのが一般的で順針とよばれ，針先が右側に来る場合を逆針とよぶ．

(2) 縫合糸

天然素材と合成素材のものがある．現在使用されている天然素材は絹糸のみである．合成素材はポリグリコール酸などから製造され，さまざまな製品がある．絹糸は動物性タンパクのため組織内の反応性炎症や感染源になりやすい．合成糸は異物反応がほとんどない．

組織内で吸収される吸収性と非吸収性がある．口腔粘膜や皮膚の縫合には絹糸やナイロン糸のような非吸収性糸が使用され，術後7〜10日の間に抜糸されるのが一般的である．一方，筋層縫合や骨膜縫合では抜糸できないので，組織内で加水分解あるいは酵素分解される吸収性合成糸が使用される．

1本の繊維でつくられた単糸（モノフィラメント）と，複数の繊維を撚り糸あるいは編み糸にした複糸（マルチフィラメント）がある．ナイロン糸は単糸で表面が平滑なため結び目が緩みやすいのが欠点である．一方，絹糸のような撚り糸または編み糸（ブレード）は緩みにくいため口腔粘膜の縫合にもよく用いられるが，糸の表面にプラークが付着しやすく感染リスクがやや高い．したがって，術後10日頃までには抜糸することが必須で，再来院のアポイントに留意する（表4-3）．

糸のサイズ（太さ）はわが国でも米国薬局方規格（USP）が使用されており，1-0，2-0，3-0，4-0，5-0，・・・・と数字が大きくなるにつれて細くなる．一般に，口腔粘膜の縫合には3-0または4-0の絹糸またはナイロン編み糸が使用され，皮膚縫合には縫合の跡が目立ちにくい5-0または6-0の細いナイロン糸が使用される．

絹糸の色は一般に白色であるが，組織反応を抑制するためにシリコーンコーティングされたものは黒色で，口腔内では目立つため抜糸の際に取り残しにくいのが利点である（図4-229，230）．

(3) 縫合針（図4-231）

直線状の直針と彎曲した彎針があるが，通常は彎針が使用される．針の断面が三

表4-3　代表的な縫合糸

素　材		性　質		特　徴
天然素材	非吸収性	絹糸	マルチフィラメント	結びやすい，ほどけにくい，抗張力大きい 組織反応あり，プラークが付着しやすい
合成素材	非吸収性	ナイロン糸	モノフィラメント	抗張力大きい，ほどけやすい
			マルチフィラメント	抗張力大きい，ほどけにくい
	吸収性	ポリグリコール酸など	マルチフィラメント モノフィラメント	組織反応少ない 抜糸が不要

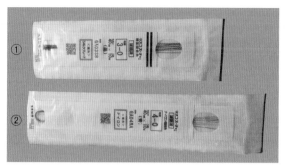

図4-229　非吸収性縫合糸（針なし，天然素材）
①シルクブレード，②ナイロン糸

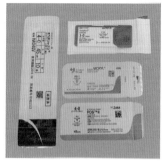

図4-230　各種縫合糸

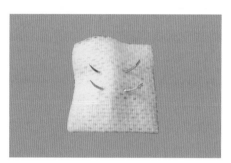

図4-231　縫合針（角針，弾機孔付き）

角形あるいは逆三角形の角針と，断面が円形の丸針がある．一般に，皮膚や角化の強い口蓋粘膜，付着歯肉は針の刺入抵抗が強いため角針が使用され，舌，口底，頰粘膜などの軟らかい部位には丸針が使用される（図4-232）．

　縫合糸を通す針の目は弾機孔（ばね孔）になっており，孔の上から糸を押し込むと糸が中に入る仕掛けになっている（図4-233）．

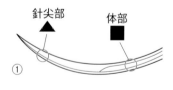

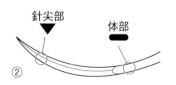

図4-232　縫合針（角針）の断面形態[3]
①正三角針，②逆三角針

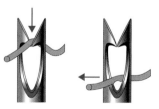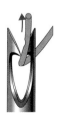

図4-233　弾機孔へ糸の通し方[2]

針に縫合糸が接続された糸付き針が各種製品として多数市販されている．弾機孔と糸の折り返しがないため針刺入時の抵抗が小さく，皮弁や粘膜弁の組織損傷が最小限に抑えられるため，無傷針ともよばれる（図4-234）．また，糸付き縫合糸の縫合は手結びではなく，持針器を用いた器械結びが行われる．

5）鉤

軟組織にフックのように引っ掛けて牽引し，視野を確保するための器具で，口角鉤（または口唇鉤）と扁平鉤（筋鉤）がある．

（1）口角鉤（口唇鉤）

①用途

口唇や口角にフックのように引っ掛け，口唇を排除して，口腔内を見やすくするための金属製の器具で，口腔内診査や口腔外科手術などでよく使用される（図4-235）．

②特徴

口腔内写真撮影に使用されるプラスチック製のものも口角鉤の一種である．滅菌や消毒の条件（温度など）に留意する．

（2）扁平鉤（筋鉤）

①用途

口腔粘膜切開，粘膜剝離により形成された歯肉骨膜弁や，皮膚切開後の手術創の皮膚・筋肉弁などに先端をフックのように引っ掛けて術創を開き，術野を明示するための金属製の器具である．

②特徴

使用部位に応じて大きさや形状は多種多様であるが，口腔外科では小型のランゲンベック扁平鉤（図4-236）や，粘膜弁・皮弁などの繊細な部位での操作には二爪鉤（図4-237）がよく使用される．補助者は，牽引する軟組織（歯肉骨膜弁や皮膚・筋肉弁）を慎重に取り扱い，術者の視野を確保することに留意する．

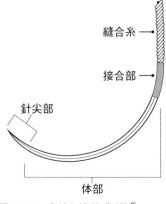

縫合糸

接合部

針尖部

体部

図4-234　糸付き針（無傷針）[3]

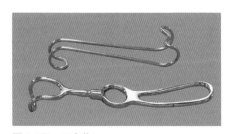

図4-235　口角鉤

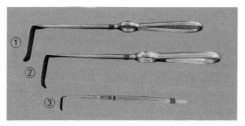

図4-236　ランゲンベック扁平鉤
①逆反り筋鉤(中)，②順反り筋鉤(中)，③順反り筋鉤
(小)

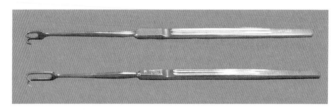

図4-237　二爪鉤
粘膜弁・皮弁などの繊細な部位での操作には二爪鉤が使用される.

6）止血鉗子

（1）用途

　出血している血管あるいは同部の軟組織を挟み，永久止血するための鉗子である．ペアン鉗子やモスキート鉗子などさまざまな種類がある．口腔外科では術野が狭いためモスキート鉗子がよく用いられるが，手術野に応じて長さの異なる鉗子が使用され，上顎結節部や下顎枝部では術野が深いため長いモスキート鉗子が使用される（**図4-238**）.

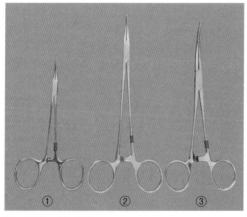

図4-238　止血鉗子
①モスキート鉗子(短)，②モスキート鉗子(長)，③ペア
ン鉗子

7）鋭　匙

（1）用途

歯科では，抜歯窩の搔爬や歯周外科手術の際に不良肉芽組織および歯石などの異物除去に使用される（図4-239）.

（2）特徴

先端が鋭利なスプーン状になっており，部位や用途に応じてその大きさと形には種々のものがある．両頭鋭匙と片頭鋭匙があり，把柄部から先端への移行部が直線状と屈曲状のものがある．歯科では主に両頭鋭匙が使われ，前歯部の搔把には直線状が，臼歯部には屈曲状が使用される．先端のスプーン状部分が大きいものは骨鋭匙ともよばれ，顎骨内囊胞や上顎洞内の搔把に使用される（図4-240）.

3. 硬組織（骨）に使用する機器

1）骨ノミ（チゼル，マイセル）

（1）用途

骨表面の削除に使用されるノミで，刃部が扁平なものと彎曲したものがある．骨性埋伏歯の抜歯術や骨隆起の除去（骨瘤除去術），上顎洞の開洞などに用いられる．特に上顎深部に埋伏した智歯の抜歯術で，視野の確保と軟組織の排除が困難で骨バー（回転切削機器）が使用できない場合には有用である（図4-241）.

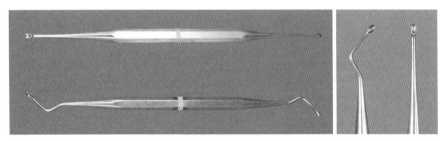

図4-239　歯科用鋭匙　直と曲
把柄部から先端への移行部が直線状と屈曲状のものがある．前歯部では直が，臼歯部では曲が使用される．先端が鋭利なスプーン状になっており，抜歯窩の搔爬や歯周外科手術などに使用される.

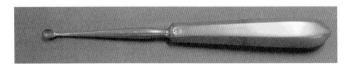

図4-240　骨鋭匙
顎骨内囊胞や上顎洞内の搔把に使用される.

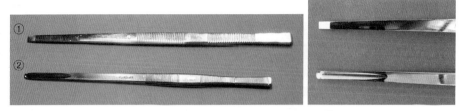

図4-241　骨ノミ
①扁平，②彎曲

2）マレット

（1）用途

マレットは骨ノミの槌打に使用されるカナヅチ状の器具である．

（2）特徴

骨ノミの尾部を長軸方向に適度な力で槌打することが重要で，力の強さや方向を誤ると，不慮の骨折や骨片の迷入につながる．歯科衛生士が槌打を指示されることもあるので十分に留意する（**図4-242**）．

3）骨鉗子（破骨鉗子）

（1）用途

骨鋭縁部の除去や骨瘤の除去，骨折骨片の把持などのほか，分割された埋伏歯冠の摘出などに使用される．

（2）特徴

先端の嘴部が鋭利な刃となった鉗子で，把柄部を握ると嘴部が閉じて，骨縁部を除去することができる．抜歯鉗子と同様に上顎用と下顎用があり，嘴部と関節部の間が上顎用は2カ所で，下顎用は1カ所で屈曲した形状になっている（**図4-243**）．

4）骨ヤスリ（ボーンファイル）

（1）用途

骨の断端や鋭縁部を平滑にするヤスリである．歯槽骨整形術，骨瘤除去術などで使用される．

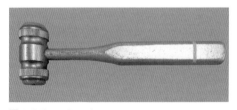

図4-242　マレット

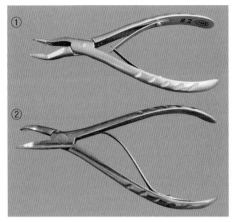

図4-243　骨鉗子（破骨鉗子）　①上顎用，②下顎用

嘴部と関節部の間が上顎用は2カ所で，下顎用は1カ所で屈曲した形状になっている.

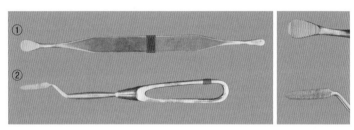

図4-244　骨ヤスリ

①板状，②蕾状

（2）特徴

ヤスリ部分が板状，彎曲状，蕾状の形態がある（図4-244）.

4．酸素療法および笑気吸入鎮静に使用する機器

1）酸素吸入器

（1）用途

歯科治療中に疼痛や恐怖心が誘因となって迷走神経反射（神経性ショック）を起こし，呼吸が浅く徐脈や血圧低下を認める場合には低酸素状態となっているので，ただちに酸素を吸入させ，脳および全身の組織に十分な酸素を供給する必要がある.

健康成人の経皮的動脈血酸素飽和度（SpO_2）は97〜98％であるが，95％以下では注意を要し，90％以下では危険な状態であるので，ただちに気道確保と酸素吸入器による酸素吸入が必要である（図4-245）.

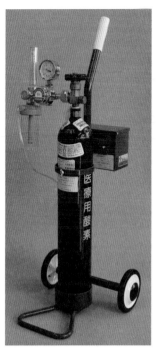

図4-245　酸素吸入器（酒巻裕之
先生のご厚意による）

(2) 特徴

　吸入用器具として，鼻腔カニューレ，フェイスマスク，リザーバー付きのフェイ
スマスク（**図4-246**）などがある．吸入器具の違いにより，同じ100%濃度酸素を
投与しても吸入酸素濃度が異なるので注意が必要である．鼻腔カニューレでは，口
からの空気（酸素濃度21%）の吸入が大部分を占めるため吸入酸素濃度は低く，
100%酸素を毎分1〜3 L投与した場合でも吸入酸素濃度は24%〜32%である．しか
し，流量が6 L/分以上では鼻腔が乾燥するため注意が必要とされている．一方
フェイスマスクでは毎分5〜8 Lの100%酸素投与で40〜60%の吸入酸素濃度が得ら
れ，リザーバー付き酸素マスクでは毎分6〜8 Lの酸素流量で60〜80%の酸素濃度
が得られるとされる[4]．

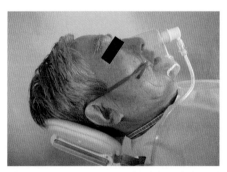

図4-246　フェイスマスク（酒巻裕之先生のご
厚意による）

2）笑気吸入鎮静器

（1）用途

笑気吸入鎮静法に使用される機器で，笑気と酸素の流量を調整して鼻マスクへ送る装置である（**図4-247**）．

（2）特徴

鎮静器本体とそれに接続された酸素ボンベおよび笑気ボンベ，リザーバーバッグ，蛇管，鼻マスクから構成される．鼻マスクは小児用と成人用がある．マスクのにおいを嫌う患者には，マスク内にココアバターなど芳香性のものを塗布することもある．

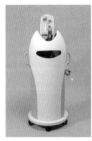
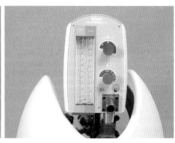

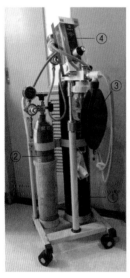

図4-247　笑気吸入鎮静器
上段：ボンベ等がカバーされたタイプ（酒巻裕之先生のご厚意による）
下段：従来型　①酸素ボンベ，②笑気ボンベ，③リザーバーバッグ，④本体・流量計

参 考 文 献

1）全国歯科衛生士教育協議会編：新歯科衛生士教本 口腔外科学・歯科麻酔学．医歯薬出版，東京，1994．

2）全国歯科衛生士教育協議会監修：最新歯科衛生士教本 顎・口腔粘膜疾患 口腔外科・歯科麻酔．医歯薬出版，東京，2011．

3）Willkins EM：Clinical Practice of Dental Hygienist, 11 edition. Lippincott Williams & Willkins, 2012.

4）日本集中治療教育研究会 CE 部会教材プロジェクト：酸素療法（酸素器具を学ぶ）http://www.jseptic.com/ce_material/update/ce_material_06.pdf

🄮─矯正歯科用機器

　矯正歯科治療では，さまざまな矯正装置が用いられている．矯正装置には患者が自分で取り外すことができるタイプの可撤式と歯に固定して装着するタイプの固定式がある．それぞれの矯正装置を装着，調整，撤去する際に用いる機器も多くある．ここでは代表的な固定式の矯正装置であるマルチブラケット装置（図4-248）を中心に，装置を構成する要素ごとに装着と撤去に用いる機器について説明する．

　矯正歯科用のプライヤーはその用途に応じて，バンド製作用，ワイヤー屈曲用，ワイヤー切断用，ワイヤー結紮用，歯間分離用，バンド除去用，ならびにブラケット除去用などに分類される．

1. バンド装着に用いる機器

1) バンド（帯環）（図4-249）

(1) 用途

　バンドは強い咬合力がかかりやすい大臼歯にチューブ（バッカルチューブ）を装着するために用いる．歯冠補綴装置などが装着されている歯でブラケットを歯冠表

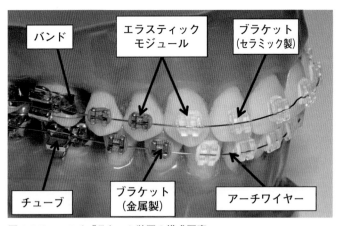

図4-248　マルチブラケット装置の構成要素

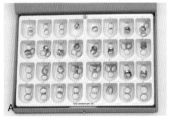 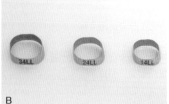 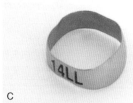

図4-249　バンド
A：バンドケース，B：大きさ（サイズ）の異なるバンド，C：バンド．大きさの番号と部位の記号（LL：下顎左側）

面に直接接着すること（ダイレクトボンディング）が難しい部位でも用いることがある.

(2) 特徴

バンドは歯種ごとにその平均的な解剖学的形態が付与されている. 部位ごとに約20〜30種類の大きさ（サイズ）が異なったバンドがある. 大きさごとに番号がついており，番号順にケースに収納されている（図4-249A）. 患者の口腔模型の歯との比較や口腔内での試適によって，個人の歯の大きさに合ったバンドを選択して用いる（図4-249A，B，C）.

2) バンドコンタリングプライヤー（図4-250）

(1) 用途

バンドに膨隆を付与したり，辺縁を絞って歯面へ適合させるのに用いる.

(2) 特徴

一方のビーク（プライヤーの先端）の内面が凹彎し，他方が凸彎している（図4-250A，B）. ビークの間にバンドを挟むことで彎曲を強めることができる（図4-250C）. バンド賦形鉗子や帯環賦形鉗子ともよばれる.

3) バンドリムービングプライヤー（図4-251）

(1) 用途

バンドの試適時，矯正装置の調整時，あるいは矯正治療の終了後にバンドを撤去するために用いる.

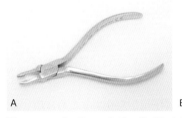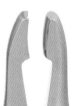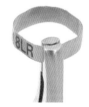

図4-250　バンドコンタリングプライヤー
A：バンドコンタリングプライヤー，B：先端の拡大，C：バンドの辺縁調整

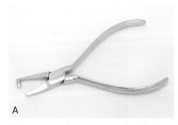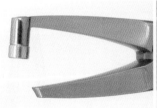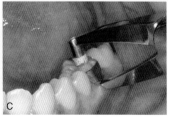

図4-251　バンドリムービングプライヤー
A：バンドリムービングプライヤー，B：先端の拡大，C：バンドの撤去

(2) 特徴

　バンドリムービングプライヤーは，ビークの長さが異なり，長い方は咬合面に当てるよう軟らかい金属もしくはプラスチックでつくられた突起があり，短い方はバンドの歯頸側の辺縁に当てるために鋭くなっている（図4-251A，B）．バンドリムーバー，バンド撤去鉗子，あるいは帯環撤去鉗子ともよばれる．

4) エラスティックセパレーティングプライヤー（図4-252）

(1) 用途

　エラスティックセパレーターを引き延ばして歯間部に挿入するために用いる．

(2) 特徴

　バンドを装着するための空隙をつくるセパレーション，すなわち歯間分離にはエラスティックセパレーターを数日間，歯と歯の間に装着しておく必要がある．エラスティックセパレーティングプライヤーはビークにエラスティックセパレーターをかけることができるへこみがある（図4-252A，B）．エラスティックセパレーターをかけ，軽く引き伸ばした状態で歯間部に挿入する（図4-252C）．

5) エラスティックセパレーター（図4-252C）

(1) 用途

　弾力性のある歯間分離用のゴムで，バンドを装着する歯の近遠心接触点に必要な量の隙間をあけるために用いる．

(2) 特徴

　エラスティックセパレーティングプライヤーで歯と歯の間に装着される．口腔内で目立つように青色に着色されていることが多く，エックス線に対して不透過性で迷入のリスクを避けている．

6) バンドプッシャー（図4-253）

(1) 用途

　バンドを歯頸部方向に圧入したり，歯面に圧接したりするために用いる．

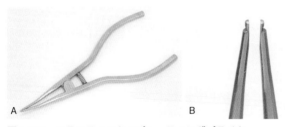
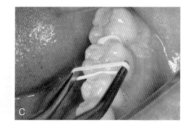

図4-252　エラスティックセパレーティングプライヤー
A：エラスティックセパレーティングプライヤー，B：先端の拡大，C：エラスティックセパレーターを把持し挿入

(2) 特徴

先端部は"くの字"型を呈し，先端の表面には滑り止めの溝がある（**図4-253A，B**）．先端の角を利用してバンドの咬合面側の辺縁を歯冠の豊隆や溝の形態に合わせた彎曲に整える．

7) バンドシーター（図4-254）

(1) 用途

手指または患者の咬合圧によってバンドを圧入するために用いる．

(2) 特徴

プラスチック製で，先端近くに三角柱状の滑り止めの金属製の突起が付与されている（**図4-254A**）．突起の表面は凸凹している（**図4-254B**）．

8) ブラケットポジショニングゲージ（図4-255）

(1) 用途

バンドにチューブを溶接する際に，その垂直的位置（咬合面からの高さ）に印をつけるために用いる．また，ブラケットを装着する際にも垂直的位置の確認に用いる．

(2) 特徴

金属製の板に円柱状の突起が設置され，各円柱の外側方向に金属製の針が取り付けられている（**図4-255A，B**）．板の表面から針までの距離は通常0.5mm間隔で異なるように作られているので，歯の切縁，尖頭，あるいは頬側咬頭頂からの高さを測定することで，チューブの垂直的位置を決めることができる．針の先端でバンド

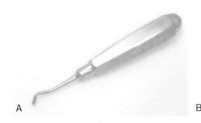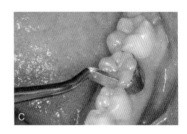

図4-253　バンドプッシャー
A：バンドプッシャー，B：先端の拡大，C：バンドの圧入

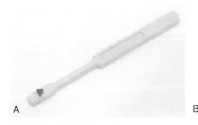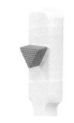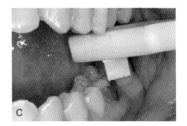

図4-254　バンドシーター
A：バンドシーター，B：先端の拡大，C：バンドの圧入

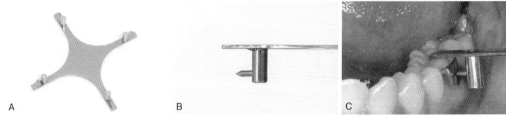

図4-255　ブラケットポジショニングゲージ
A：ブラケットポジショニングゲージ，B：ゲージの拡大，C：バンドへのチューブの位置決め

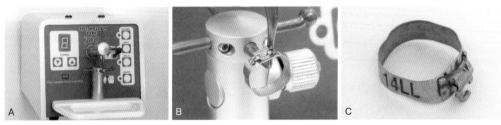

図4-256　スポットウェルダー
A：スポットウェルダー，B：バンドにチューブを溶接しているところ，C：チューブを溶接したバンド

の表面に傷がつけられるようになっている（**図4-255C**）.

9）スポットウェルダー（**図4-256**）

（1）用途

チューブをバンドに電気的に溶接するために用いる.

（2）特徴

金属製の端子にバンドとチューブなどのアタッチメントを重ねた状態で挟んで通電すると，電気抵抗によって発生する熱で重なった部分が溶接できる（**図4-256B**）.点溶接器ともよばれる.

10）バンド用セメント（**図4-257**）

（1）用途

バンドを歯に固定するために用いる.

（2）特徴

補綴装置や修復物の接着とは異なり，矯正装置は治療後に撤去する必要があり，撤去時にわかりやすいようにペーストには濃い青色が付いている（**図4-257B**）. 近年は光重合タイプが主流となっている.

11）セメントガード（**図4-258**）

（1）用途

バンドの装着に際して余剰セメントがチューブ内に誤って侵入することを防ぐた

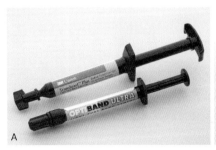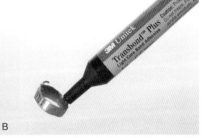

図4-257 バンド用セメント
A：バンド用セメント，B：バンド内面にセメントを盛る

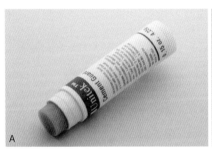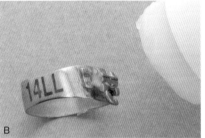

図4-258 セメントガード
A：セメントガード，B：チューブへのセメントガードの塗布

めに用いる.

（2）特徴

軟らかいワックスでできており，キャップを外して本体の下部を回転させることで押し出して用いる.試適後のバンドをセメントで合着する前にチューブの周囲に塗布し（**図4-258B**），合着後には撤去する.

2. ブラケットの装着に用いる機器

矯正歯科治療において主要な装置となっているマルチブラケット装置は，各歯にブラケット（大臼歯にはチューブ）を接着し，調整したアーチワイヤーを装着することで，個々の歯を三次元的に移動させる機能がある.ブラケットの装着に用いる機器として，ブラケットのほかにブラケットポジショニングゲージ，口角鉤，基本セット（歯科用ピンセット，ミラー，エキスプローラー），マイクロブラシ，歯面研磨用機器，エッチング材（酸処理材）とボンディング材（接着材），光照射器などがある.

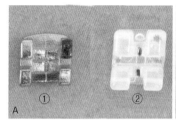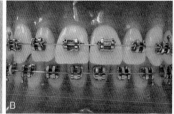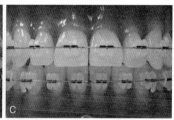

図4-259　ブラケット
A：①メタルブラケット，②セラミックブラケット
B：装着されたメタルブラケット，C：装着されたセラミックブラケット

1）ブラケット（図4-259）

（1）用途

ブラケットは個々の歯に接着し，アーチワイヤーが発揮する力を歯に伝達するために用いる．

（2）特徴

ブラケットは，金属製のメタルブラケットと審美的なセラミック製のセラミックブラケットなどに分類される（図4-259A）．ブラケットにはアーチワイヤーを通すスロット（溝），リガチャーワイヤーやエラスティックモジュールを装着するためのウイングという構造を有している．

2）口角鉤（アングルワイダー）（図4-260）

（1）用途

口唇・頬を圧排して防湿と視野を広くするため，口角に装着して用いる．

（2）特徴

ブラケットを歯面に接着するためには，環境を整えることが重要となる．口角鉤は弾力があるプラスチック製で大小あり，患者の口唇の大きさに合わせてサイズを選んだうえで不快感を与えない位置に調整する．

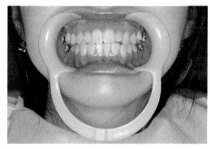

図4-260　口角鉤を口角に装着

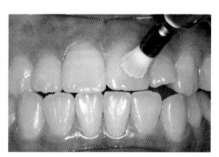

図4-261　ポリッシングブラシによる歯面研磨

3) ポリッシングブラシ（図4-261）

（1）用途

ブラケットを装着する予定の部位について歯面の研磨を行うときに用いる.

（2）特徴

エナメル質表面にプラークが付着していると接着が困難となるため研磨が必要となる.このときの歯面研磨剤には,フッ素が含有されていないペーストを選択する.

4) エッチング材（酸処理材）（図4-262）

（1）用途

ブラケットを装着する対象となる歯のエナメル質表面の前処理としてエッチング（酸処理）するために用いる.

（2）特徴

エナメル質表面の前処理に使用される材料をエッチング材または酸処理材という.一般的に30〜65％のリン酸水溶液で,30〜60秒酸処理を行い（**図4-262A**）,その後は水洗と乾燥を行う.エッチング後はエナメル質表面が白濁してみえる（**図4-262B**）.最近では水洗と乾燥を必要としないセルフエッチングプライマーも普及してきている.

5) ボンディング材（接着材）（図4-263）

（1）用途

ブラケットを歯の表面に接着するときに用いる.

（2）特徴

ブラケットを歯の表面に直接接着することをダイレクトボンディングあるいはボンディングという.接着性レジンとして主にMMA系とBis-GMA系があり,術式によって粉末・液レジン筆積みタイプ,粉末・液の練和タイプ,ペーストタイプ,ペーストの練和タイプなど多様である（**図4-263A**）.ブラケットの歯面に面する側のベース面にボンディング材を塗布して用いる（**図4-263B**）.ブラケットの周囲か

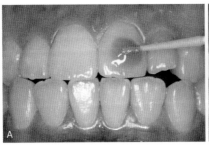
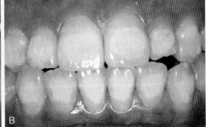

図4-262　エッチング材の塗布
A：エッチング材塗布, B：エッチング後の白濁

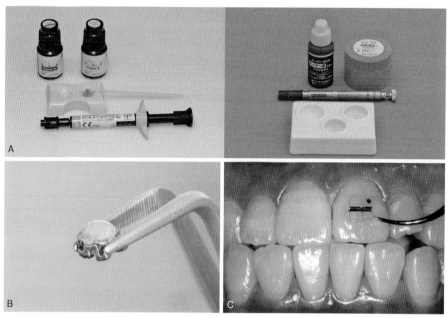

図4-263　ボンディング材
A：ブラケット用のボンディング材（接着材）
B：ボンディング材の塗布，C：余剰なボンディング材の除去

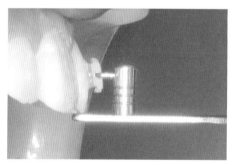

**図4-264　ブラケットポジショニングゲージを
用いてのブラケットポジションの確認**

らはみ出した余剰なボンディング材はエキスプローラーなどで除去する（図
4-263C）．最近では光重合型が主流となってきている．

6）ブラケットポジショニングゲージ（図4-264）

（1）用途

ブラケットの垂直的な装着位置を測定し，確認するために用いる．

（2）特徴

ブラケットの装着位置を確認して，必要があれば重合前に調整する．

先述のようにバンド上でチューブの装着位置の確認にも用いる．

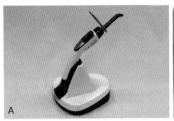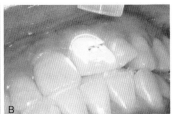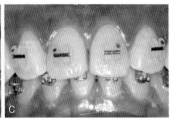

図4-265 光照射器
A：光照射器，B：光照射，C：ブラケットの装着完了

7）光照射器（図4-265）

（1）用途

光重合型のボンディング材（接着材）を光照射によって重合硬化させるために用いる.

（2）特徴

光照射の時間は機器によって数秒から数十秒とまちまちである. 照射器の先端が重合前のブラケットに触れるとブラケットの位置がずれてしまうので注意を要する（図4-265B）.

3. ワイヤーの屈曲に用いるプライヤー（線屈曲鉗子）

1）ヤングプライヤー（図4-266）

（1）用途

比較的太いワイヤーを屈曲するためのプライヤーで，舌側弧線装置の主線や補助弾線，およびクラスプの屈曲や調整などに用いる.

（2）特徴

一方のビークは太さが3段階の円柱形，もう一方は内面が半坦な角錐形で，それぞれ内面にはワイヤーを把持するための溝が付いている（図4-266A，B）. ワイヤーを溝の部分で挟み，曲線状に屈曲したいときには円柱側で曲線の強さに応じて円柱の太さを選択し，角をつけて屈曲したいときには角錐側に曲げる.

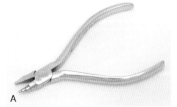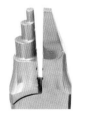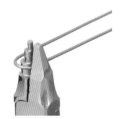

図4-266 ヤングプライヤー
A：ヤングプライヤー，B：先端の拡大，C：0.9mm線を曲げているところ

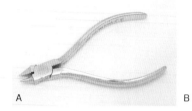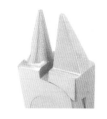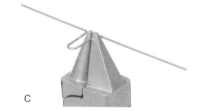

図4-267　バードビークプライヤー
A：バードビークプライヤー，B：先端の拡大，C：ループを形成するためにワイヤーを屈曲しているところ

2）バードビークプライヤー（図4-267）

（1）用途

比較的細いワイヤーの屈曲に用い，各種ループの屈曲に適している．

（2）特徴

ビークは小型で，一方は円錐形，もう一方は角錐形である（図4-267A，B）．ヤングプライヤーと同様に曲線状と直角状の形態を付与することが可能である．角錐形のビークの内面に溝を設けているものもある．

3）ツィードアーチベンディングプライヤー（図4-268）

（1）用途

マルチブラケット装置の主線となるアーチワイヤーの中でも，断面が角型のレクタンギュラーワイヤーにトルク（アーチワイヤーをねじるような屈曲）を付与するために用いる．

（2）特徴

2つのビークは同形で，内面は平坦である（図4-268A，B）．角線を保持したときにビークの内面がほぼ平行になるように約1mmの幅をもたせてある．

4）ツィードループフォーミングプライヤー（図4-269）

（1）用途

アーチワイヤーにループを屈曲するために用いる．

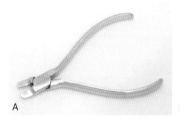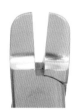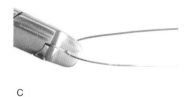

図4-268　ツィードアーチベンディングプライヤー
A：ツィードアーチベンディングプライヤー，B：先端の拡大，C：トルクの付与後

（2）特徴

比較的細いビークの一方は円錐形や3段階の円柱形を呈し，他方は内面が凹面になっている（図4-269A，B）．図4-269Cに示すようなループの屈曲に適している．

5）スリージョープライヤー（図4-270）

（1）用途

クラスプなどの比較的太いワイヤーに急角度の屈曲を付与するときに用いる．

（2）特徴

ビークの先端は一方が2枝に分かれて，他方のビークが2枝の間にはまり込むような構造になっている（図4-270A，B）．三嘴鉗子（三叉鉗子）ともいう．ワイヤーを挟んで閉じることで屈曲できる（図4-270C）．

4. ワイヤーの切断に用いるプライヤー

1）ワイヤーカッター（図4-271）

（1）用途

矯正歯科用のワイヤーはすべて切断できるが，通常は比較的太いワイヤーの切断に用いる．

（2）特徴

矯正歯科だけではなく歯科全般で金属線の切断に使用されていて，一般的にニッパーあるいはワイヤーニッパーともよばれる．

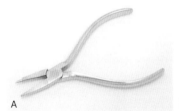 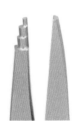 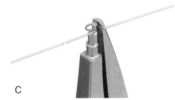

図4-269　ツィードループフォーミングプライヤー

A：ツィードループフォーミングプライヤー，B：先端の拡大，C：ループの屈曲

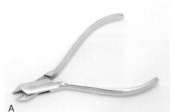 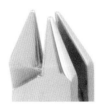 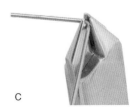

図4-270　スリージョープライヤー

A：スリージョープライヤー，B：先端の拡大，C：太いワイヤーの急角度の屈曲

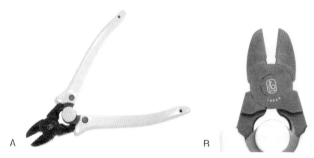

図4-271　ワイヤーカッター
A：ワイヤーカッター，B：先端の拡大

2）ピンアンドリガチャーカッター（図4-272）

（1）用途
主にリガチャーワイヤー（結紮線）の切断に用いる．

（2）特徴
ビークの先端部の刃は鋭利であるが小さい（**図4-272A，B**）．硬い金属でつくられているものの比較的脆いために無理な力がかかると破損しやすいことに注意を要する．

3）ディスタルエンドカッター（図4-273）

（1）用途
大臼歯のチューブの遠心端から出た余分なワイヤーの末端を口腔内で切断するの

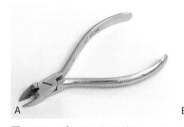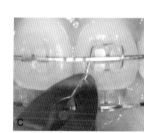

図4-272　ピンアンドリガチャーカッター
A：ピンアンドリガチャーカッター，B：先端の拡大，C：リガチャーワイヤーの切断

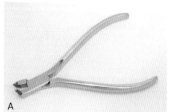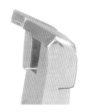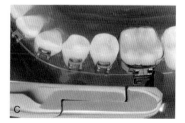

図4-273　ディスタルエンドカッター
A：ディスタルエンドカッター，B：先端の拡大，C：アーチワイヤーの末端の切断

に用いる.

(2) 特徴

ビークの先端部はL字型になっている（図4-273A, B）. 切断したワイヤーの断端が飛ばないように把持されるのでセイフティー付きディスタルエンドカッターともよばれる.

5. アーチワイヤーの結紮に用いるプライヤーと機器

1）リガチャータイイングプライヤー（図4-274）

(1) 用途

金属製のリガチャーワイヤー（結紮線）でブラケットとアーチワイヤーを結紮するために用いる.

(2) 特徴

ビークの先端はリガチャーワイヤーが通せるように溝があり，関節部にはリガチャーワイヤーが緊張した状態で固定できる構造となっている（図4-274A, B）. リガチャーワイヤーをブラケットのウイングに通した状態で保持して回転させることで，ブラケットにアーチワイヤーを固定することができる（図4-274C）.

2）リガチャーインスツルメント（図4-275）

(1) 用途

リガチャーワイヤーの結紮および切断後の断端の処理に用いる.

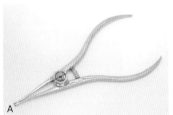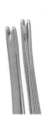

図4-274　リガチャータイイングプライヤー
A：リガチャータイイングプライヤー，B：先端の拡大，C：リガチャーワイヤーの結紮

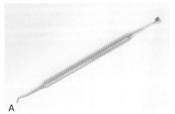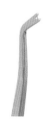

図4-275　リガチャーインスツルメント
A：リガチャーインスツルメント，B：先端の拡大，C：リガチャーワイヤーの断端の屈曲

(2) 特徴

一方の先端ではリガチャーワイヤーを差し込み，把持部を回して結紮するという機能があり，反対側の先端は分岐しているので（**図4-275B**），切断した後のリガチャーワイヤーの断端が飛び出さないように口腔内で屈曲することもできる（**図4-275C**）．

3）持針器（図4-276）

(1) 用途

アーチワイヤーをブラケットに結紮するとき，リガチャーワイヤーやエラスティックモジュールを把持するために用いる．

(2) 特徴

リガチャーワイヤーやエラスティックモジュールをしっかりと把持できるように，ビークの内面には鋸歯状の刻みがある（**図4-276B**）．ニードルホルダーともよばれる．

4）モスキートプライヤー（モスキートフォーセップス）（図4-277）

(1) 用途

アーチワイヤーをブラケットに結紮するとき，エラスティックモジュールを把持するために用いる．

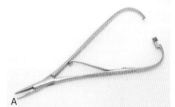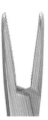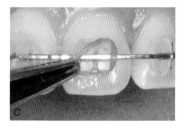

図4-276　持針器
A：持針器，B：先端の拡大，C：エラスティックモジュールによる結紮

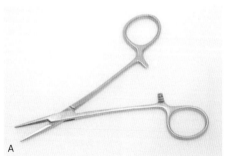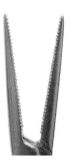

図4-277　モスキートプライヤー
A：モスキートプライヤー，B：先端の拡大

(2) 特徴

先述の持針器とほぼ同じ特徴をもつが，ビークが小さいのでより細かい作業に適している．

6. ブラケットの撤去に用いるプライヤー

1）ブラケットリムービングプライヤー（図4-278）

(1) 用途

ブラケットを歯面から撤去するときに用いる．

(2) 特徴

両方のビークの先端は同じ長さで直角に曲がって向き合って刃が設けられている（図4-278A，B）．

この刃を歯面とブラケット基底面の間に挟み込むか，ブラケットの上下双方のウイングを把持して撤去する（図4-278C）．

7. その他のプライヤー

1）ユーティリティプライヤー（図4-279）

(1) 用途

用途は多いが，主にアーチワイヤーをブラケットやチューブに挿入する際に用いる．

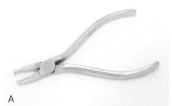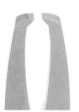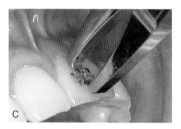

図4-278　ブラケットリムービングプライヤー
A：ブラケットリムービングプライヤー，B：先端の拡大，C：ブラケットの撤去

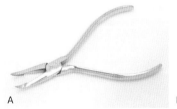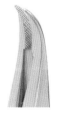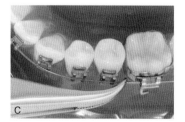

図4-279　ユーティリティプライヤー
A：ユーティリティプライヤー，B：先端の拡大，C：口腔内でブラケットやチューブへのワイヤーの挿入

(2) 特徴

ユーティリティプライヤーのビークは先端にいくに従って細く，なだらかに彎曲し，先端の内面には滑り止めの溝がついている（図4-279A，B）.

2) ホウプライヤー（図4-280）

(1) 用途

ユーティリティプライヤーと同様に用途は多く，主にアーチワイヤーをブラケットやチューブに挿入する際やリガチャーワイヤーの調整などに用いる.

(2) 特徴

ビークの先端は小さい円盤状になっており，内面に滑り止めの細かい溝が刻まれている（図4-280B）.

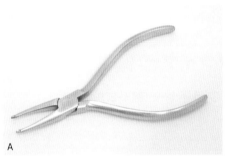
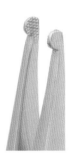

A

B

図4-280　ホウプライヤー
A：ホウプライヤー，B：先端の拡大

参 考 文 献

1）相馬邦道ほか編：歯科矯正学第5版. 医歯薬出版，東京，2008.
2）全国歯科衛生士教育協議会監修：最新歯科衛生士教本 咀嚼障害・咬合異常2 歯科矯正. 医歯薬出版，東京，2015.
3）葛西一貴ほか編：新・歯科衛生士教育マニュアル歯科矯正学. クインテッセンス出版，東京，2015.
4）日本矯正歯科学会編：歯科矯正学専門用語集. 医歯薬出版，東京，2008.
5）日本歯科医学会編：日本歯科医学会学術用語集. 医歯薬出版，東京，2008.

⑮―小児歯科用機器

1. フッ素イオン導入器（図4-281）

1）用　途

　フッ化物は溶液塗布や洗口などさまざまな形でう蝕予防に用いられるが，フッ素イオン導入器はフッ化物をより効果的に歯面に浸透させるために用いる．ヒドロキシアパタイトをフルオロアパタイトに変化させてエナメル質の耐酸性を高めることにより，う蝕原生菌が産生する有機酸に対する抵抗力を増加させることができる．

2）特　徴

　エナメル質表面は（－）に帯電している．（－）イオンであるフッ素イオンをエナメル質に取り込ませるためには，エナメル質表面を（＋）に帯電させる必要がある．そのため，微少電流を用いて人体を（＋）に荷電することにより，積極的にフッ素イオンをエナメル質に浸透させることが可能となる．なお，最近ではあまり使用されなくなっている．

3）手　順

(1) イオン導入専用トレーの選択および適合（図4-282）

　歯面清掃・歯面研磨後，歯列弓に応じた大きさのトレーを選択する．

(2) 薬液の浸潤

　防湿，乾燥後，専用トレーの綿花に2％フッ化ナトリウム溶液をまんべんなく湿潤させる．

(3) トレーの装着・通電

　トレーを患児の口腔内に挿入し軽く咬合させ，これをマイナス電極とする．＋電極を患児に握らせ，150〜400μAで2〜5分間通電する上顎を先に行い，所定の時間通電後下顎を行う．

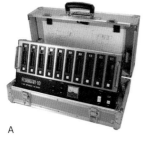

A　　　　　　　　　　　　　B

図4-281　フッ素イオン導入器
A：集団用，B：個別用

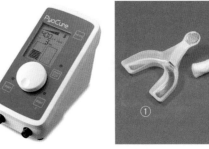

図4-282　イオン導入専用トレー
①トレー本体，②綿花

(4) 術後の注意

処置後約30分の洗口・飲食は控えさせる.

2. 治療時に用いる機器

1）乳歯用既製金属冠調整用機器（図4-283）

　乳歯列期におけるう蝕で歯冠崩壊が著しい歯，多歯面にう蝕のある歯，歯髄処置後の無髄歯，さらに咬合誘導装置の支台として乳臼歯に既製の乳歯用金属冠が適応される．乳歯用既製金属冠の調整には直接法と間接法があるが，チェアサイドで調整する直接法が用いられることが多い.

　乳歯用既製金属冠はニッケルクロム合金製，ステンレス合金製，チタン合金製などであり，歯質の削除量が少なく，アンダーカットのある可能性の大きい乳歯にも適応できる.

　合着材を使用して装着する.

　乳歯用既製金属冠の材質はニッケルクロム合金製，ステンレス系合金製，チタン合金製がある．歯質の削除量が少なく，アンダーカットのある支台歯にも適応でき，維持力が強い．調整が容易で1回の来院で処置が完了する．乳歯の生理的咬耗に対応する．全歯面を被覆するため，二次う蝕の可能性は低いが金属色のため審美性に欠ける．歯頸部の適合性は鋳造冠に比べると劣る．厚径が0.15mmと薄いため，咬耗により穿孔することがある.

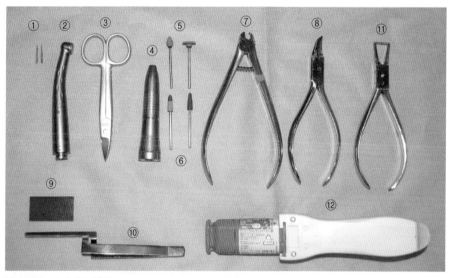

図4-283　主な使用機器

①FG用ダイヤモンドポイント，②ミニエアタービンハンドピース，③金冠バサミ（曲），④ストレートハンドピース，⑤カーボランダムポイント，⑥シリコーンポイント，⑦ムシャーンのコンタリングプライヤー，⑧ゴードンのプライヤー，⑨咬合紙，⑩咬合紙ホルダー，⑪咬合面形成鉗子，⑫合着用セメント

(1) 歯冠切削具（支台歯形成）（図4-284）

小児歯科ではダイヤモンドポイントとミニタイプのタービンヘッドが頻用される.

(2) 歯冠計測具（乳歯用既製金属冠の選択）

デンチメーター，ビンディングワイヤー，金冠バサミ，メジャーデンチメーターで歯冠歯頸部の周長を計測し，乳歯用既製金属冠を選択する.

(3) 乳歯用既製金属冠辺縁の調整用具（図4-285, 286）

辺縁のトリミングに金冠バサミを用いる.

選択した乳歯用既製金属冠を試適し，辺縁をエキスプローラーなどで印記記録して，余剰部を金冠バサミを使用して切除する. 切断面は切削・研磨具で整える. 辺縁の研磨には低速回転切削具（カーボランダムポイント，シリコーンポイント）ストレートハンドピースを用いる.

(4) 乳歯用既製金属冠辺縁の屈曲用具（辺縁の調整）（図4-287, 288）

ゴードンのプライヤー，ムシャーンのコンタリングプライヤーを使用して，歯頸部の形態を調整する.

(5) 咬合調整用具（図4-289, 290）

咬合紙・咬合紙ホルダー，咬合面形成鉗子（削合は冠の厚みを考慮するとできない）ホルダーに付けた咬合紙を使って咬合をチェックし，咬合面形成鉗子で調整する.

2) 開口器（図4-291）

(1) 用途

開口困難な患者に対して用いられる器具である. 術者や補助者に十分な視野を与え，かつ手指への咬傷を防止するために用いる.

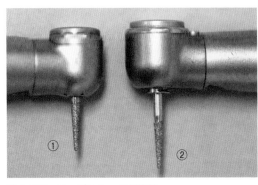

図4-284　タービンヘッドの比較
①ミニタービンヘッド，②タービンヘッド

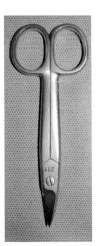

図4-285　金冠バサミ

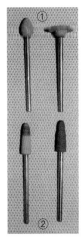

図4-286　低速回転切削具
①アブレーシブポイント，②シリコーンポイント

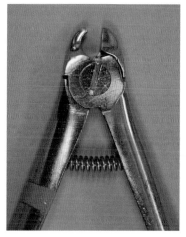 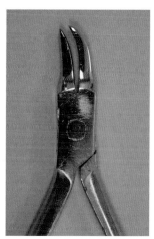

図4-287　ムシャーンのコンタリング
プライヤー

図4-288　ゴードンのプライヤー

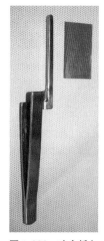 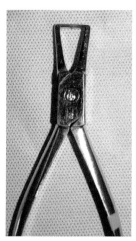

図4-289　咬合紙と
咬合紙ホルダー

図4-290　咬合面形成鉗子

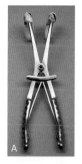 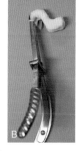 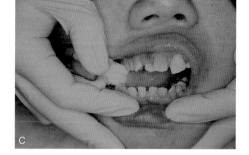

図4-291　開口器
A：正面観，B：側面観，C：使用時の様子

(2) 特徴

3歳未満の言語的コミュニケーションが困難な小児や，急性症状を呈して緊急処置が必要であるが治療の協力を得られない小児，または治療の協力が得られない障害児の治療において，抑制治療が必要な場合に用いられる．事前に保護者に目的を十分に説明し，同意を得たうえで用いる．また，口腔内に装着する際には粘膜の損傷に注意する．交換期の乳歯や動揺の著しい歯に固定源を求めると歯の脱落や破折を引き起こし，誤飲の危険性があるため注意する．

3）抑制用具（図4-292）

(1) 用途

開口器と同様，治療の協力が得られない場合に用いる．ベルトやネットで小児の治療に抵抗する体動を固定する際に用いる．

(2) 特徴

小児の体動を固定することで，小児の不意な動きを抑制し回転切削器具などによる治療部位以外の軟組織損傷や，治療ユニットからの落下といった医療事故を防止する．抑制治療中は呼吸を抑制しないように注意する．ダウン症候群児では過度の頸部後屈を避け，頸椎亜脱臼を防止する．脳性麻痺児は膝などを無理に伸ばさず，ボバースの反射抑制姿勢をとらせる．

ボバースの反射抑制姿勢

脳性麻痺児は原始反射の残存により，身体抑制時に股関節や膝関節を進展させると不随意運動が誘発されます．そのため，頭部を前屈させ肩関節を前方移動し，肘や膝関節を屈曲させてベルトなどで骨盤を固止する反射抑制姿勢をとると筋緊張の緩和により不随意運動が軽減できます．

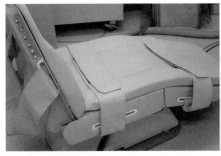 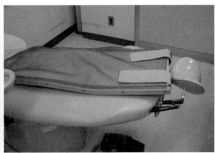

図4-292　抑制用具

参 考 文 献

1）阪田智則，エナメル質の電気化学的研究　特に表面電荷密度について，歯科医学45（1）：70-85，1982．

2）黒須一夫ほか編：現代小児歯科学　基礎と臨床．医歯薬出版，東京，1974．

3）全国歯科衛生士教育協議会監修：最新歯科衛生士教本　小児歯科．医歯薬出版，東京，2009．

4）全国歯科衛生士教育協議会監修：最新歯科衛生士教本　障害者歯科第2版．医歯薬出版，東京，2013．

5）全国歯科衛生士教育協議会編：歯科衛生士教本　齲蝕予防処置法．医歯薬出版，東京，1983．

6）髙木裕三ほか編：小児歯科学　第4版．医歯薬出版，東京，2011．

⑯─インプラント治療に関連する機器

インプラント治療またこれに関連する処置に使用する器具，器材にはインプラント埋入手術，二次手術，上部構造の装着，またメインテナンス時に用いる器具，器材がある．

1. 埋入用手術器具（インプラント埋入手術関連器具）

インプラント埋入手術は，インプラントを顎骨内に埋入するインプラント埋入手術とこれに関連する外科処置，たとえば骨移植，上顎洞底挙上術，仮骨延長術，スプリットクレストなどのハードティッシュマネジメントと結合組織移植，前庭拡張術などのソフトティッシュマネジメントの軟組織の移植を併用する場合，あるいはインプラント埋入手術前に前処置として行った後にインプラント埋入手術を行う場合がある．インプラント埋入手術は一般診療を行う場所とは分けて，手術室あるいはこれに準じた場所で行う（図4-293）．手術室での準備は清潔域，不潔域を明確にし，手術前に器具類を用意しておく．

1）手術時着用衣服

（1）用途
インプラント埋入手術や関連手術を行う場合に着用する．

（2）特徴
ガウン，グローブ，マスク，キャップなどのディスポーザブルのものと複数回使

ハードティッシュマネジメント
骨移植，GTR，スプリットクレスト，仮骨延長術，上顎洞底挙上術などを用いて骨幅や骨量を造成する治療です．

ソフトティッシュマネジメント
歯肉粘膜移植，結合組織移植，前庭拡張術などを用いて歯肉粘膜の造成，付着歯肉幅の造成を図る治療です．

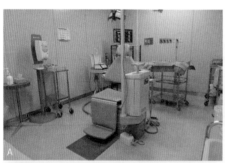
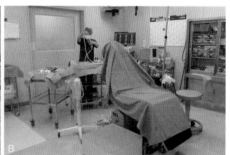
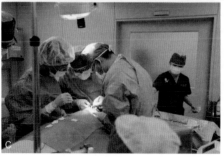

図4-293　手術室
A：通常のインプラント手術室，B：静脈鎮静法を行う手術室，C：インプラント手術の様子

用する布製の手術用ガウン，マスク，キャップなどの洗濯，ガス滅菌する物にわけられる．ガウン，グローブは手指を消毒したうえで着用する．

2) インプラント埋入手術器具

(1) 用途

インプラント埋入手術時に使用される器具でデンタルミラー，歯科用ピンセット，浸潤麻酔時の注射筒，注射針，局所麻酔剤のカートリッジ（図4-294），また静脈鎮静時には，点滴セット，点滴用の翼状針，駆血帯（ゴムチューブ），静脈内麻酔剤，シリンジポンプがある．手術には歯肉粘膜を切開するメス，歯肉粘膜を剝離する粘膜剝離子，歯肉粘膜を縫合する縫合糸や針（糸と針が一体化したものもある），口角鉤，扁平鉤，有鉤ピンセット，持針器，剪刀などの器材のほか，骨のドリリング，インプラント埋入の器具，器材がある．

(2) 特徴

ディスポーザブルの滅菌済みの糸付の無傷針，メス，有窓覆布（コンプレッセン）などを除き，繰り返し使用する機器は事前に器具をカストに入れ，オートクレーブ滅菌する．準備器具を1つのバット，カストに入れて滅菌，保管する方法は，手術時の器具の欠落防止に有効である（図4-295）．有窓覆布は滅菌されたディスポーザブルのものもあるが，繰り返し使用する布製のものは洗濯，滅菌し使用される．デンタルミラー，歯科用ピンセット，エキスプローラー，滅菌四角布，カートリッジ注射筒，浸麻針，持針器，ペアン止血鉗子，ノギス，歯肉バサミ，扁平鉤，単ガーゼ，綿球，外科用バキュームチップ，角バット，マイセル，骨やすり，抜糸剪刀，外科用ピンセット，有鉤ピンセット，マレット，メス（ディスポーザブルのものとホルダーが繰り返し使用するものがあるが，刃部はディスポーザブルNo.11とNo.15を準備），骨膜剝離子，縫合針（丸針・角針で彎針），糸付の無傷針（5-0ナイロン糸），縫合糸（絹糸，ナイロン糸）を滅菌布の上に準備する．

針，メスなどの危険物をまとめておくことは，針刺し・切創事故の防止を図るうえで重要である（図4-296）．

カスト
手術器具などを入れたまま，まるごとオートクレーブ滅菌できるケースです．

彎針
縫合針で針の断面が円形で全体が彎曲している針のことです．

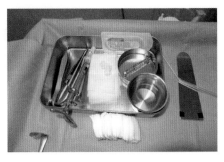

図4-294　インプラント埋入手術に用いる器具
デンタルミラー，歯科用ピンセット，注射筒，注射針，局所麻酔剤

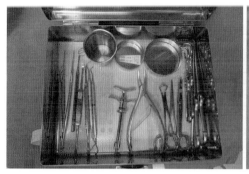
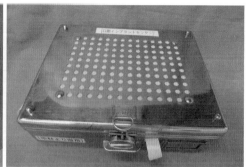

図4-295　外科器具を入れたカスト

3）外科用モーター（図4-297）

（1）用途

顎骨内にインプラント埋入窩を形成するためのサージカルモーター.

（2）特徴

本体, フットコントローラー, コード, モーターのコード, 減速コントラ, 注水チューブより構成されており, 減速コントラはオートクレーブ滅菌, モーターコードはガス滅菌, 本体とフットコントローラーはアルコール清拭する. 注水チューブはすでに滅菌パックに入っており, これを使用する.

4）インプラント体

（1）用途

喪失した歯の代わりとなる人工歯の本体である.

（2）特徴

滅菌済みでバイアルに入っている（図4-298）. また, 一度開封したインプラントは再使用, 再滅菌をして使用してはならない. 二回法埋入術式のインプラントシステムでは埋入後, カバースクリューを装着するが, これもほとんどのものは滅菌済みで, インプラント体と一緒のバイアルあるいはパッケージに入っているものが多い.

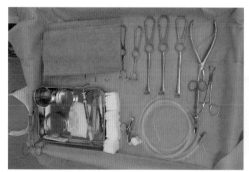

図4-296　埋入手術に関連した外科機器

埋入外科機器一式と針, メス, 注射筒などがまとめられたバット

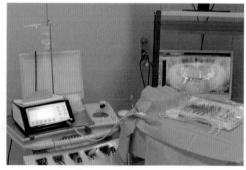

図4-297　外科用モーター

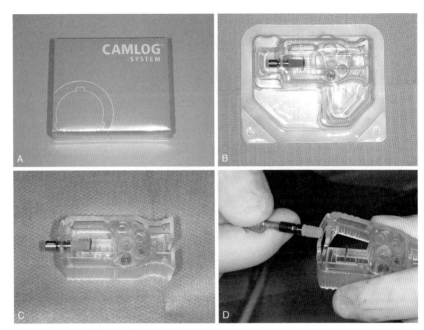

図4-298 インプラント体
A：外箱，B：滅菌されたインプラント体とカバースクリュー，CD：インプラント体に直接触れないよう取り出す

5) インプラントドリルセット

(1) 用途

インプラント埋入窩を形成するための専用のドリルである．

(2) 特徴

ディスポーザブルのものもあるが，一般的には繰り返し使用し，使用後，超音波洗浄を行った後，オートクレーブ滅菌しておく．スタンドや，専用の滅菌ケースに入っているものもあるので，ケースごと超音波洗浄した後，オートクレーブ滅菌し準備する．

6) インプラント埋入器具 (図4-299)

(1) 用途

インプラント体埋入時に使用する器具で，インプラント埋入用デバイス（インプラントを保持し，インプラント埋入窩に挿入，またはコントラで埋入するためのアタッチメント），ドライバー，トルクレンチ（トルクラチェット）がある．

(2) 特徴

これらの器具も繰り返し使用するため，事前に超音波洗浄後，オートクレーブ滅菌し，準備しておく．ドライバーやインプラント埋入用デバイスなどの小さなインスツルメントには穴があり，紐を通すことができる．これは口腔内にインスツルメントを落とした場合に拾い上げるためのもので，誤飲を防ぐことができる．

トルクレンチ
インプラント体を所定の深さまで埋入する際に用います．

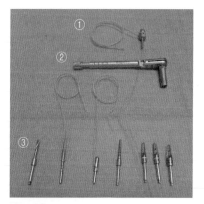

図4-299　インプラント埋入器具
①ドライバー，②トルクレンチ，③インプラント埋入用デバイス

2. インプラント関連治療時の器具（ティッシュマネジメント，上顎洞底挙上術時）

1）上顎洞底挙上術，骨移植，歯肉粘膜移植

　上顎洞底挙上術（サイナスリフト）は上顎第二小臼歯より後方にみられる顎骨内の空洞で，歯が喪失すると顎骨と上顎洞底までの距離が短くなり，インプラント埋入が困難となる．このため上顎洞底粘膜を顎骨から剝離し，挙上，粘膜を破らないようにしてインプラント埋入を行う．この方法として上顎骨頰側の粘膜を切開，剝離し，頰側骨を開窓し，洞底粘膜を出し，これを剝離し，上顎洞内に押し上げていく方法（側方アプローチ・ウインドウテクニック）と上顎洞底に近接する上顎第二小臼歯，第一大臼歯，第二大臼歯相当部の顎骨内に形成したインプラント埋入窩洞の一層の骨をプラガーにてマレットで槌打して一層の骨ごと上顎洞粘膜を押し上げていくソケットリフト方法がある．この術式では上顎洞底粘膜は見えないため，ブラインドメソードとなる．ウインドウテクニックでは隔離された上顎洞粘膜（シュナイダー膜）と顎骨との間にスペースができるため，ここに自家骨を採取して粉砕骨とし，塡入する．

　骨移植には自家骨を採取しこれを移植する場合と，人工材料を用いて移植を行う場合がある．骨移植にはブロック骨を固定し，歯肉粘膜は上顎口蓋から粘膜を採取し，これをインプラント部あるいはインプラント埋入予定部に移植する．付着歯肉の幅，また歯肉粘膜の厚みを獲得するために行う術式である．

（1）上顎洞底挙上術（サイナスリフト，側方アプローチ）に使用する器具

①用途

　頰側骨の開創と上顎洞底粘膜の剝離，挙上骨・自家骨・人工骨の洞内への塡入のため，切削用ラウンドドリル，外科用モーターか超音波切削器（ピエゾサージェリー），粘膜剝離子，骨膜剝離子，骨ノミ，マレット，ボーンミル，ボーンスク

ブラインドメソード
視覚的に目で見えない状態での術式を指します．ソケットリフトでは上顎洞底膜が破れたかどうか確認できないため，このような呼び名が付けられています．

レーパー，糸付の無傷針（ナイロン糸　5-0），縫合針（角張彎針），縫合糸（絹糸，ナイロン糸），必要に応じて遮断膜（バリアメンブレン）を準備する．

②特徴

外科用モーター，超音波切削器具（ピエゾサージェリー），切削用ドリル，自家骨採取時の器具，また上顎洞底粘膜挙上時の機器（図4-300），歯肉粘膜切開，剥離，縫合時の器材など多くの器材を使用する．

（2）ソケットリフト（歯槽頂アプローチ，垂直アプローチ）に使用する器具

①用途

インプラント埋入窩の形成のため，外科用モーター，専用ドリル，またソケット部の洞底粘膜の挙上のため専用プラガー（図4-301），マレットがまた歯肉粘膜の縫合には糸付の無傷針（5-0ナイロン糸），縫合針（角張彎針），縫合糸（絹糸，ナイロン糸），抜糸剪刀を準備する．

②特徴

頰側骨開窓術は必要ないため，通常のインプラント埋入に使用する器具のほか，上顎洞底膜を挙上する専用プラガーが必要となる．

（3）骨移植に使用する器具

①用途

自家骨採取に使用する器具にはメス（No.11とNo.15），歯肉粘膜骨膜剥離子，外科用モーター，骨採取用トレフィンバー，骨切削用ドリル，マレット，骨ノミ（図4-302），遮断膜，移植骨の固定に用いる器具，破骨鉗子，骨やすり，移植骨固定用スクリュー，骨メンブレン固定用ピン，移植骨固定用チタンスクリュー，チタンメンブレン，遮断膜，糸付の無傷針（5-0ナイロン糸），縫合針（角張彎針），縫合糸（絹糸，ナイロン糸）を準備する．

②特徴

骨移植には採取部の歯肉粘膜，骨膜の切開剥離，自家骨の採取，移植骨の固定などの器具が必要である．インプラント埋入手術器具は器具台（キャビネット上）に滅菌布を敷き，清潔域に配置しておく．

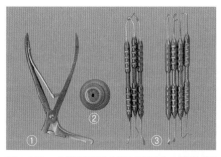

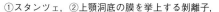

図4-300　上顎洞底挙上術に使用する機器（側方アプローチ）

①スタンツェ，②上顎洞底の膜を挙上する剥離子，③填塞用インスツルメント

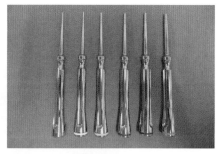

図4-301　上顎洞底挙上術に使用する機器（ソケットリフト用プラガー）

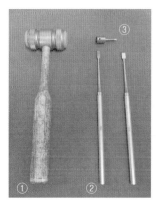

図4-302　骨移植時の手術器具
①マレット，②骨ノミ，③ドライ
バー

(4) 歯肉粘膜移植に使用する器具

口蓋粘膜を切除採取するための器材と採取した歯肉粘膜を移植するための器材が必要である.

上顎口蓋より歯肉粘膜を採取し，移植部に移植するためにメス（No.15），剝離子，糸付の無傷針（5-0ナイロン糸），抜糸剪刀，有鉤ピンセット，外科用ピンセット，歯肉バサミを準備する.

2) 手術器具，器材の管理と保管

手術に使用した器具，器材は速やかに水洗し，超音波洗浄し，完全に洗浄した後，乾燥させる. ドリル，バー，トルクレンチ，ドライバーなどは複雑な形状となっているものがあるので，歯ブラシや専用の器具などを用いて清掃し，分解可能なトルクレンチは分解し，酵素系浸漬洗浄剤超音波洗浄する（図4-303）.

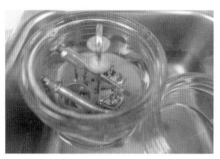

図4-303　ドリル類，トルクレンチなどの超音波洗浄

3. インプラント二次手術のための器具

インプラント上部歯肉粘膜を切開，切除し，ジンジバルフォーマーやインプラントアバットメントを装着するためティッシュパンチ，メス，CO_2レーザーあるいは電気メス，ジバルフォーマーやインプラントアバットメントドライバー，トルクレンチを準備する（図4-304）．

二次手術時に印象採得し暫間被覆冠を装着する場合には専用の印象用トランスファーコーピング，シリコーンゴム印象材，トレーが用いられる．二次手術時に直接アバットメントが装着されたうえで常温重合レジンを用い，暫間被覆冠を製作することもある．

1）最終上部構造製作のための印象採得，咬合採得の準備

印象用トランスファーコーピング（クローズドトレー用，オープントレー用）がある（図4-305）．また，オープントレー法では個人トレーをあらかじめ製作する．印象材はシリコーンゴム印象材を使用する．少数のインプラント修復の場合には一般的にクローズドトレーを用いた印象法を，両側にわたるような長いスパンのインプラントブリッジの場合やインプラント埋入角度が著しく傾斜している場合には，印象時の印象材の塑性変形からオープントレーが選択される．

オープントレーとクローズドトレー
印象採得時に用いられる2つの術式で，オープントレーの方が精度は高いですが，操作は難しく，クローズドトレーの方が容易に行えます．

2）上部構造装着用機器（インプラント上部構造製作ならびに装着用機器）

上部構造装着のためアバットメントドライバー，オーバーデンチャーであれば使用される各種アタッチメント装着用器具を用意する．

インプラント上部構造には，固定式上部構造と患者可撤式上部構造がある．固定式上部構造にはインプラント支台上にクラウンやブリッジをセメント固定あるいはスクリューで固定する．

（1）スクリュー固定式およびセメント固定式インプラント上部構造の装着用器具

インプラント上部構造の固定法として，スクリュー固定式とセメント固定式の2つの術式がある．セメント固定式はインプラントにアバットメントを連結し，ア

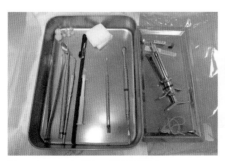

図4-304　二次手術に必要な器具

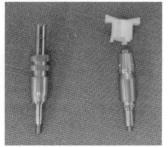

図4-305　印象用トランスファーコーピング

バットメントスクリューで固定，これにクラウンやブリッジをセメント固定する．スクリュー固定式はインプラントにコネクター（各システムにより名称は異なる）を連結し，この上にスクリュー固定により上部構造を装着する．上部構造は適合や咬合状態を確認するため，通常のクラウンブリッジで用いられる，エキスプローラー，咬合紙，咬合紙ホルダー，仮着用セメントクラウンリムーバーなどの準備が必要である（**図4-306**）．このほかの準備器材としてはインプラント専用のハンドドライバー，コントラ用ドライバー，トルクレンチで，これらの器具はオートクレーブ滅菌する．

4. インプラントオーバーデンチャー装着用器材

インプラント支持のオーバーデンチャーの装着には，可撤性義歯の装着時に用いられる粘膜調整材，咬合紙，咬合紙ホルダー，カーボランダムポイント，ラウンドバー，シリコーンポイント，テルキジン，チャモイスホイールなどが用いられる．このほかの準備器材としては滅菌したハンドドライバー，コントラ用ドライバー，インプラント用アタッチメント装着器材，トルクレンチが必要である（**図4-307**）．

5. メインテナンス用器材

インプラント周囲組織，上部構造の清掃には歯間ブラシ，タフトブラシ，デンタルフロスなどの清掃器具，咬合検査のための器具，専用ドライバー，トルクレンチ，プラスチックプローブ，プラスチックスケーラーなどを準備する（**図4-308**）．

インプラントメインテナンスは定期的に行い，周囲組織の状態，咬合を含めた上部構造の診査，検査を行う．

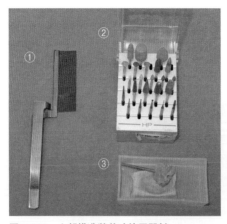

図4-306　上部構造装着時使用器材
①咬合紙，咬合紙ホルダー，②ポイント類，③研磨材

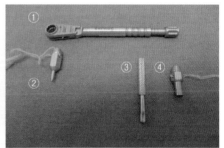

図4-307　オーバーデンチャー装着時使用器材
①トルクレンチ，②ドライバー，③ボールソケットアタッチメントフィメール用ドライバー，④ボールソケットアタッチメントメール用ドライバー

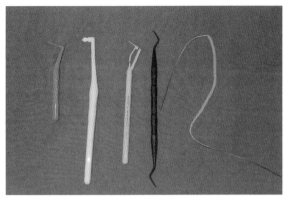

図4-308　インプラントメインテナンス用器材

17 ─歯科訪問診療用機器

1. 歯科訪問診療用機器 (図4-309)

　超高齢社会のわが国において，歯科訪問診療のニーズは増大している．訪問診療の対象患者は有病者が多く，緊急時対応が困難な場合もあり，医療安全面から患者の急変など体調管理に十分気をつける必要があるが，実際の診療内容は外来と同様である．診療内容は侵襲度の高い観血処置よりも，口腔衛生管理の度合いが高いと理解するべきであろう．診療用機器の種類も口腔衛生管理に適したものが多い．

　歯科訪問診療用機器に必要な具備条件は，①軽量・ポータブルであること，②準備・後片付けが容易であること，③衛生管理が容易であることとなる．①ならびに②は移動を伴う訪問診療にとって必然である．③は外来と同等であるが，訪問先の環境を汚染させない配慮も必要となる．

1) ポータブルユニット (図4-310)

(1) 用途

　う蝕，歯周処置など一般歯科治療時に用いる．

(2) 特徴

　切削用機器，超音波スケーラー，スリーウェイシリンジなど一般歯科治療時に多用する機器が運搬可能になっているユニットである．ほとんどの治療に対応可能なものから，口腔衛生管理向けのコンパクトなものまで種類が豊富である．歯の切削機器は近年，5倍速エンジンが普及し，エアタービンを持ち歩くことは少なくなった．

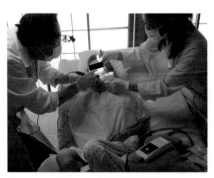

図4-309　居宅での歯科訪問診療

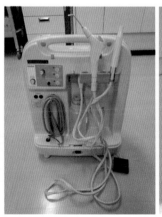
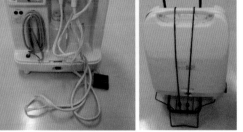

図4-310　ポータブルユニット

2）携帯マイクロモーター（図4-311, 312）

（1）用途

義歯治療など，切削が口腔外に限定され，ストレートハンドピースのみ使用する場合に用いる．

（2）特徴

充電式は携帯性に優れ，実用的である．なお，切削処置は患者の生活空間で行うことから，切削屑の処理に細やかな配慮を必要とする．図4-312のような飛散防止袋の使用を心がける．

3）歯科用ポータブルバキューム（図4-313, 314）

（1）用途

処置時の水分吸引に用いる．

（2）特徴

歯科治療では注水頻度が高く，ポータブルバキュームとして専用に開発された機器（図4-313）の吸引力は，居宅で痰などを吸引する一般的な吸引器（図4-314）と比較すると非常に強い．ただし口腔衛生管理に限定すれば，日常使用している患者

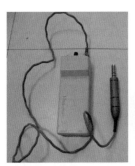
図4-311　携帯マイクロモーター

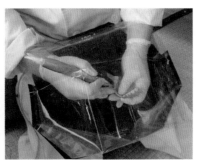
図4-312　切削屑の飛散防止袋

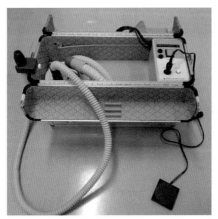
図4-313　歯科用ポータブルバキューム

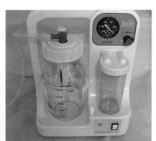
図4-314　一般的な吸引器

の吸引器を借用して処置を行うこともしばしばある．なお，バキューム装置は先述のポータブルユニットとの一体型と分離型とがある．

4）照明装置（図4-315）

（1）用途

歯科訪問診療の環境下での口腔内は暗く，処置時の視野確保のために用いる．

（2）特徴

歯科用に開発された歯科用ヘッドランプは照度が十分あり，両手を使用して処置ができる．ペンライトを使用する場合もあるが，手で持つため，片手での処置となることから，あくまで補助的なものである．

5）モニタリング機器・救急用器材（図4-316，317）

（1）用途

歯科訪問診療時のバイタルサイン測定，また緊急時対応のために用いる．

（2）機器の例

パルスオキシメータ，血圧計などのバイタルサイン測定用のモニタリング機器は小型化しており，歯科訪問診療で手軽に使用できる（**図4-316**）．また，患者急変対応が可能な救急用器材（バッグバルブマスク，携帯酸素ガスセット，救急セットなど）を常備しておくことは，医療安全上望ましい（**図4-317**）．

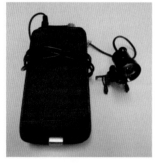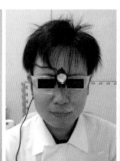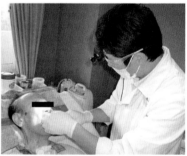

図4-315　照明装置（歯科用ヘッドランプ）

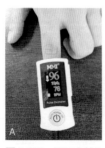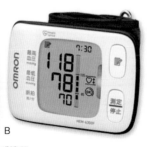

図4-316　モニタリング機器

A：パルスオキシメータ，B：血圧計

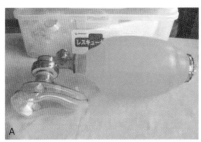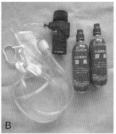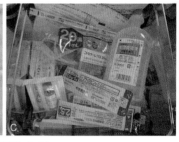

図4-317　救急用器材の準備（東京都歯科医師会　細野 純先生のご厚意による）

車の中に積んでおくと緊急時にも対応できる.
A：バックバルブマスク，B：携帯酸素ガスセット，C：救急セット（さまざまな薬剤が含まれている）

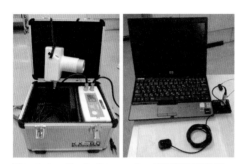

図4-318　ポータブルエックス線写真撮影装置

6) ポータブルエックス線写真撮影装置（図4-318）

(1) 用途

歯科訪問診療時の画像診断に用いる.

(2) 特徴

小型，軽量，操作性に配慮された機器が市販されている. アナログフィルムの場合，訪問先での現像が難しいため，もっぱらデジタル装置が多用されている. 得られた画像は機器によりノート型パソコン，タブレット，本体モニタに表示される. エックス線被曝への配慮が必須で，術者，患者は防護衣を着用するとともに，隔壁がないことから，周囲にも配慮する.

2. 訪問診療用車

歯科訪問診療の可能範囲は，原則自院から半径16kmと定められている. 歯科訪問診療での移動手段は，必ずしも車である必要はない. 歯科医院までの通勤に自家用車を使用する地域では，歯科訪問診療にも車を使用するのが一般的である. 一方，公共交通機関の発達した大都市では，公共交通のほうがむしろ利便性が高く，歯科医院によっては自転車を活用する例もある. しかし当然，車以外の手段では持参する診療機器が制限される.

歯科訪問診療用車の具備条件は特にないが，機器収納量，機器の出し入れのしやすさ，搭乗スタッフの人数を考慮することが車種選択の目安となるだろう．歯科訪問診療用車には歯科技工に関する器材を設置することもできる．患者自宅までの道路は狭いことも多く，小型車を選択することが多い．また，駐車禁止場所での駐車を余儀なくされる場合も多いため，警察への届け出も必要となる（**図4-319**）．

第4号様式（第5条第3項及び第5項）

駐 車 許 可 申 請 書

23年　7月25日

●●●警察署長　　　　様

住所　●●市●●区●●●丁目●番●号
申請者　●●●●大学●●病院
氏名　病院長　●　●　●　●　㊞

駐車する自動車の種類	ニッサンキューブ	番号標に表示されている番号	●●●●●●●●●●
許可を申請する場所	●●市●●区●丁目●番●号		
駐 車 の 方 法	道路左側端		
適 用 条 文	☑ 道路交通法 第45条第1項	□ 道路交通法 第49条の5	
駐車の月日時	H23 8月1日9時30分から	H24 1月31日17時30分まで	
申 請 の 理 由	訪問歯科診療の為		
運転者 住　　所	●●市●●区●●●丁目●番●号		
運転者 氏　　名	●●　　●●		

第　　　号
駐 車 許 可 証

上記の通り許可する

条 件	

23年　7月28日

●●●　警察署長　㊞

備考
1　申請者が法人であるときは，申請者の欄にはその名称，主たる事務所の所在地及び代表者の氏名を記載すること．
2　申請者は，氏名を記載し及び押印することに代えて，署名することができる．
3　適用条文欄には，該当する条文の□の中にレ印を付すこと．

図4-319　駐車許可申請書の記入例

5章 歯科技工用機器

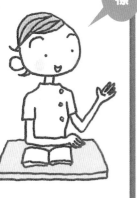

到達目標

❶歯科技工室に設置される機器を説明できる.
❷歯科技工作業で使用される機器を概説できる.

歯科補綴装置や矯正装置などを製作，または修理する作業を歯科技工とよび，製作する装置によって多くの機器が使用される.

1 — 歯科技工室にかかわる機器

歯科技工作業は主に技工机（**図5-1**）で行われる．切削作業などで発生する粉塵などから作業者を守るため，粉塵を吸引するためのバキューム装置や保護用ガラス（**図5-2**）などが設置されている.

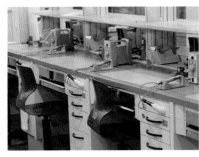

図5-1　技工机

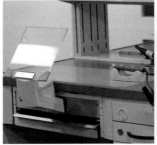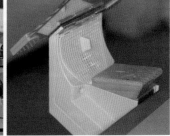

図5-2　保護用ガラスとバキューム装置

②—歯科技工作業にかかわる機器

1. 模型製作用機器

　模型の製作に際しては，気泡の埋入を防ぐため石膏は真空練和器（**図5-3**）で練和し，バイブレーター（**図5-4**）上で採得された印象体に石膏を注入する．硬化した模型の成型には石膏鉗子（**図5-5**）やモデルトリマー（**図5-6**）が用いられる．歯科矯正などでは，模型をソーピング液（**図5-7**）に数分間浸漬することで滑沢な表面に仕上げる．

2. ワックス形成機器

　クラウンブリッジのワックスアップや有床義歯の人工歯排列などの作業には，エバンス彫刻刀（**図5-8**）やワックススパチュラ（**図5-9**）などのワックス形成用の機器が用いられる．

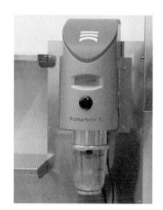

図5-3　真空練和器

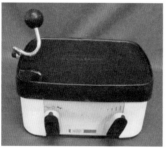

図5-4　バイブレーター

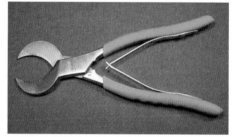

図5-5　石膏鉗子

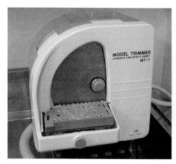

図5-6　モデルトリマー

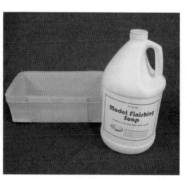

図5-7　ソーピング液

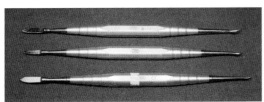

図5-8　各種エバンス彫刻刀

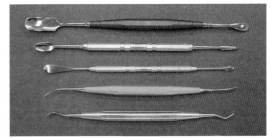

図5-9　各種ワックススパチュラ

3.　補綴装置製作用機器

　補綴装置の製作には多くの機器が必要となる．精密な作業を行うためのマイクロスコープ（**図5-10**），部分床義歯の設計に用いるサベイヤー（**図5-11**），歯型可撤式作業用模型製作のためのダイロックトレー（**図5-12**），上下顎の咬合関係を再現するための各種咬合器（**図5-13**）などがある（p.128参照）．

　咬合器はその調節機構により解剖学的（顆路型）咬合器と非解剖学的（非顆路型）咬合器に大別される．非解剖学的咬合器には上下顎の咬頭嵌合位は再現するが，下顎運動は蝶番回転運動だけが行える平線咬合器がある（**図5-13A**）．一方，解剖学的咬合器は調節機構の有無により平均値咬合器と調節性咬合に分けられる．平均値咬合器（**図5-13B**）は下顎運動要素を生体の平均的な値として組み込んだ咬合器である．調節性咬合器には矢状顆路と非作業側側方顆路が設定できる半調節性咬合器（**図5-13C**）と，加えて作業側側方顆路も設定できる全調節性咬合器がある．臨床の場では操作が簡便な平均値咬合器が使われることが多いが，1～2歯程度のインレーやクラウンでは平線咬合器も使われる．多数歯にわたる大がかりな補綴装置の製作では半調節性咬合器が推奨される．操作が複雑な全調節性咬合器は最近ではほとんど使われていない．

　金属装置をロストワックス法で製作するにはリングファーネス（**図5-14**）や鋳造

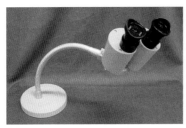

図5-10　マイクロスコープ

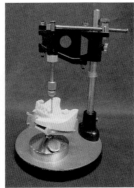

図5-11　サベイヤー

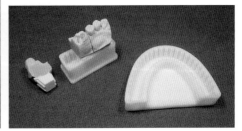

図5-12　ダイロックトレー

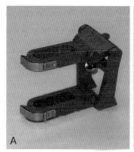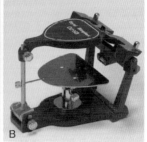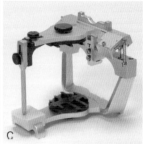

図5-13　咬合器

A：平線咬合器，B：平均値咬合器，C：半調節性咬合器

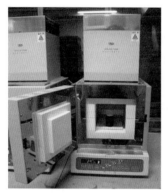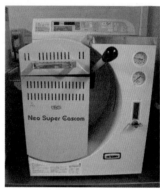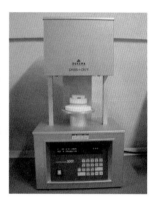

図5-14　リングファーネス　　**図5-15　鋳造機**　　**図5-16　ポーセレンファーネス**

機（**図5-15**）が，さらにそれらの上に陶材や硬質レジンを前装するためにはポーセレンファーネス（**図5-16**），レジン重合器（**図5-17**）が必要である．有床義歯の重合にはフラスコプレス（**図5-18**）が使用される．完成した補綴装置の研磨には技工用レーズ（**図5-19**），汚れの除去には超音波洗浄器（**図5-20**）やスチームクリーナー（**図5-21**）が使われる．また，金属装置の修理や接合に技工用レーザー（**図5-22**）が，マウスガードやスプリントの製作には加圧成型器（**図5-23**）が使用される．さらに，最近ではコンピュータを活用した新たな製作方法として，CAD/CAMシステム（**図5-24**）が急速に広まってきている．

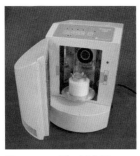

図5-17　レジン重合器

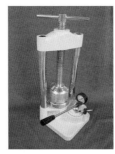

図5-18　フラスコプレ
ス

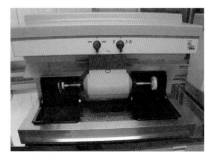

図5-19　技工用レーズ

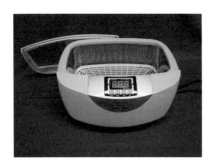

図5-20　超音波洗浄器

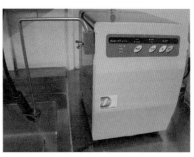

図5-21　スチームクリーナー

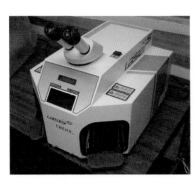

図5-22　技工用レーザー

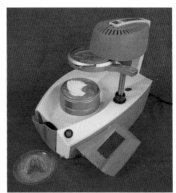

図5-23　加圧成型器

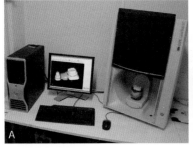

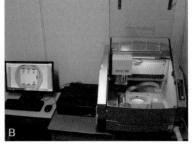

図5-24　技工用CAD/CAMシステム

A：模型用スキャナー（右）とCADソフト（左），B：切削加工機（右）とCAMソフト（左）

【著者略歴（執筆順）】

末瀬 一彦（すえせ かずひこ）
1976 年　大阪歯科大学卒業
1980 年　大阪歯科大学大学院修了
1990 年　大阪歯科大学歯科補綴学第 2 講座講師
1997 年　大阪歯科大学客員教授
　　　　大阪歯科大学歯科技工士専門学校校長
2008 年　大阪歯科大学歯科衛生士専門学校校長（兼務）
2014 年　大阪歯科大学教授（歯科審美学室）
2017 年　大阪歯科大学客員教授
　　　　広島大学歯学部客員教授
　　　　昭和大学歯学部客員教授
　　　　東京医科歯科大学非常勤講師
　　　　奈良歯科衛生士専門学校非常勤講師
2019 年　奈良歯科衛生士専門学校理事長
2021 年　（一社）奈良県歯科医師会会長
2023 年　（一社）全国歯科衛生士教育協議会理事
　　　　（公社）日本歯科医師会常務理事

頭山 高子（とうやま たかこ）
1978 年　大阪歯科大学歯科衛生士専門学校卒業
2011 年　新潟大学大学院医歯学総合研究科修了
2012 年　大阪歯科大学歯科衛生士専門学校教務主任
2018 年　大阪歯科大学医療保健学部口腔保健学科准教授
2021 年　大阪歯科大学歯科衛生士研修センター准教授

大西 愛（おおにし あい）
2009 年　大阪歯科大学歯科衛生士専門学校卒業
2009 年　大阪歯科大学歯科衛生士専門学校教員
2019 年　大阪歯科大学医療保健学部口腔保健学科助教

船奥 律子（ふなおく りつこ）
1981 年　四国歯科衛生士学院卒業
1989 年　四国歯科衛生士学院専門学校教務主任

河野 文昭（かわの ふみあき）
1983 年　徳島大学歯学部卒業
1987 年　徳島大学大学院歯学研究科（歯科補綴学専攻）修了
1987 年　徳島大学歯学部助手（歯科補綴学第一講座）
1990 年　徳島大学歯学部附属病院講師（第 1 補綴科）
2002 年　徳島大学歯学部附属病院教授（総合歯科診療部）
2015 年　徳島大学医歯薬学研究部教授（総合診療歯科学分野）
2022 年　徳島大学副学長

深山 治久（ふかやま はるひさ）
1981 年　東京医科歯科大学歯学部卒業
1985 年　東京医科歯科大学大学院修了（歯科麻酔学）
2000 年　東京医科歯科大学大学院助教授
2004 年　鶴見大学歯学部教授
2010 年　東京医科歯科大学大学院教授
2020 年　東京医科歯科大学名誉教授
　　　　放送大学客員教授

宮崎 真至（みやざき まさし）
1987 年　日本大学歯学部卒業
1991 年　日本大学大学院修了（博士（歯学））
同 年　日本大学歯学部保存学教室修復学講座助手
2003 年　日本大学歯学部保存学教室修復学講座専任講師
2005 年　日本大学歯学部保存学教室修復学講座教授

志賀 博（しが ひろし）
1979 年　同志社大学工学部電子工学科卒業
1986 年　日本歯科大学歯学部卒業
1990 年　日本歯科大学大学院歯学研究科修了
2004 年　日本歯科大学歯学部（現　生命歯学部）歯科補綴学第 1 講座教授

山本 一世（やまもと かずよ）
1987 年　大阪歯科大学卒業
1991 年　大阪歯科大学大学院修了（歯科保存学）
1993 年　ドイツ連邦共和国アーヘン工科大学客員研究員（1994 年迄）
2005 年　大阪歯科大学歯科保存学講座教授

古市 保志（ふるいち やすし）
1985 年　鹿児島大学歯学部卒業
1998 年　鹿児島大学歯学部歯科保存学講座（2）助手
2000 年　鹿児島大学歯学部歯科保存学講座（2）講師
2002 年　鹿児島大学歯学部歯科保存学講座（2）助教授
2004 年　北海道医療大学歯学部歯科保存学第一講座教授
2007 年　北海道医療大学歯学部口腔機能修復・再建学系歯周歯内治療学分野教授

加藤 幸紀（かとう さつき）
1991 年　北海道医療大学歯学部卒業
1995 年　北海道医療大学歯学部歯科保存学第一講座助手
2002 年　北海道医療大学歯学部歯科保存学第一講座講師
2007 年　北海道医療大学歯学部口腔機能修復・再建学系歯周歯内治療学分野講師

森 真理（もり まり）
1990 年　北海道医療大学歯学部卒業
1994 年　北海道医療大学大学院歯学研究科修了
1995 年　北海道医療大学歯学部歯科保存学第一講座助手
2011 年　北海道医療大学歯学部口腔機能修復・再建学系高度先進保存学分野講師

松村 英雄 <small>まつむら ひでお</small>

1981 年 日本大学歯学部卒業
1983 年 東北大学工学部化学工学科卒業
1987 年 東京医科歯科大学大学院歯学研究科修了
2003 年 日本大学歯学部歯科補綴学第Ⅲ講座教授
2022 年 日本大学歯学部歯科補綴学第Ⅲ講座特任教授

小泉 寛恭 <small>こいずみ ひろやす</small>

1995 年 日本大学歯学部卒業
2000 年 日本大学大学院修了
2006 年 日本大学歯学部歯科補綴学第Ⅲ講座専任講師
2017 年 日本大学歯学部歯科補綴学第Ⅲ講座准教授
2018 年 日本大学歯学部歯科理工学講座准教授

大久保 力廣 <small>おおくぼ ちかひろ</small>

1986 年 鶴見大学歯学部卒業
1990 年 鶴見大学大学院歯学研究科修了
1990 年 鶴見大学歯学部歯科補綴学第一講座助手
2005 年 鶴見大学歯学部歯科補綴学第一講座講師
2009 年 鶴見大学歯学部歯科補綴学第一講座（現　有床義歯補綴学講座）教授

三浦 英司 <small>みうら えいじ</small>

1982 年 鶴見大学歯学部卒業
1982 年 鶴見大学歯学部歯科補綴学第一講座助手
2004 年 新横浜歯科技工士専門学校非常勤講師（～2018 年）
2013 年 鶴見大学歯学部有床義歯補綴学講座学内講師
2018 年 鶴見大学歯学部高齢者歯科学講座臨床教授
2019 年 日本体育大学医療専門学校非常勤講師

升井 一朗 <small>ますい いちろう</small>

1979 年 福岡歯科大学卒業
同　年 福岡歯科大学口腔外科学第 2 講座入局，助手
1986 年 歯学博士（九州歯科大学）
1986 年 福岡歯科大学講師
1992 年 日本口腔外科学会指導医
1997 年 福岡医療短期大学歯科衛生学科教授
2019 年 医療法人社団広仁会広瀬病院 歯科口腔外科部長

新井 一仁 <small>あらい かずひと</small>

1987 年 日本歯科大学歯学部卒業
1993 年 日本歯科大学大学院修了博士（歯学）（歯科矯正学）
1997 年 日本歯科大学歯学部 講師
2000 年～2001 年　Harvard 大学 Visiting Assistant Professor
2008 年 日本歯科大学生命歯学部歯科矯正学講座准教授
2009 年 日本歯科大学生命歯学部歯科矯正学講座教授

鈴木 章弘 <small>すずき あきひろ</small>

2007 年 日本歯科大学生命歯学部卒業
2012 年 日本歯科大学大学院修了博士（歯学）（歯科矯正学）
2012 年 日本歯科大学生命歯学部歯科矯正学講座助教

栃木 啓佑 <small>とちぎ けいすけ</small>

2010 年 日本歯科大学生命歯学部卒業
2015 年 日本歯科大学大学院修了博士（歯学）（歯科矯正学）
2015 年 日本歯科大学生命歯学部歯科矯正学講座助教

田中 聖至 <small>たなか さとし</small>

1997 年 日本歯科大学新潟歯学部卒業
1998 年 日本歯科大学新潟歯学部附属病院臨床研修歯科医修了
2002 年 日本歯科大学大学院新潟歯学研究科修了
同　年 歯学博士（日本歯科大学）
同　年 日本歯科大学新潟歯学部附属病院小児・矯正歯科助手
2005 年 日本歯科大学新潟歯学部小児歯科学講座助手
2007 年 日本歯科大学新潟生命歯学部小児歯科学講座助教
2008 年 日本歯科大学新潟生命歯学部小児歯科学講座講師
2014 年 日本歯科大学新潟生命歯学部小児歯科学講座准教授
2023 年 日本歯科大学生命歯学部小児歯科学講座准教授

渡邉 文彦 <small>わたなべ ふみひこ</small>

1977 年 日本歯科大学歯学部卒業
1999 年 日本歯科大学新潟歯学部併任教授（歯科補綴学第 2 講座・先端研究センター）
2003 年 日本歯科大学新潟生命歯学部附属病院総合診療科教授
2007 年 日本歯科大学新潟生命歯学部主任教授（歯科補綴学第 2 講座）
2020 年 日本歯科大学名誉教授

石田 瞭 <small>いしだ りょう</small>

1996 年 岡山大学歯学部卒業
1998 年 Johns Hopkins University（ Maryland, USA）留学
2000 年 昭和大学大学院歯学研究科修了（口腔衛生学）
2000 年 昭和大学歯学部助手（口腔衛生学）
2003 年 岡山大学医学部・歯学部附属病院 特殊歯科総合治療部講師
2008 年 東京歯科大学講師（摂食・嚥下リハビリテーション・地域歯科診療支援科）
2011 年 東京歯科大学准教授
2015 年 東京歯科大学教授（口腔健康科学講座 摂食嚥下リハビリテーション研究室）

鈴木　哲也

- 1980年　東京医科歯科大学歯学部卒業
- 1985年　東京医科歯科大学大学院修了
- 2005年　岩手医科大学歯学部歯科補綴学第一講座教授
- 2011年　東京医科歯科大学歯学部口腔機能再建技工学分野教授
- 2015年　東京医科歯科大学大学院口腔機能再建工学分野教授
- 2020年　東京医科歯科大学名誉教授

【編者略歴（五十音順）】

合場　千佳子

- 1980年　日本歯科大学附属歯科専門学校卒業
- 1997年　明星大学人文学部卒業
- 2005年　日本歯科大学東京短期大学講師
- 2006年　立教大学異文化コミュニケーション研究科修士課程修了
- 2011年　愛知学院大学大学院歯学研究科博士課程修了（歯学博士）
- 2012年　日本歯科大学東京短期大学教授

末瀬　一彦

- 1976年　大阪歯科大学卒業
- 1980年　大阪歯科大学大学院修了
- 1990年　大阪歯科大学歯科補綴学第2講座講師
- 1997年　大阪歯科大学客員教授
　　　　　大阪歯科大学歯科技工士専門学校校長
- 2008年　大阪歯科大学歯科衛生士専門学校校長（兼務）
- 2014年　大阪歯科大学教授（歯科審美学室）
- 2017年　大阪歯科大学客員教授
　　　　　広島大学歯学部客員教授
　　　　　昭和大学歯学部客員教授
　　　　　東京医科歯科大学非常勤講師
　　　　　奈良歯科衛生士専門学校非常勤講師
- 2019年　奈良歯科衛生士専門学校理事長
- 2021年　（一社）奈良県歯科医師会会長
- 2023年　（一社）全国歯科衛生士教育協議会理事
　　　　　（公社）日本歯科医師会常務理事

畠中　能子

- 1981年　大阪府立公衆衛生専門学校歯科衛生科卒業
- 1986年　大阪府立公衆衛生専門学校講師
- 2003年　関西女子短期大学助教授
　　　　　薬学博士
- 2010年　関西女子短期大学教授

升井　一朗

- 1979年　福岡歯科大学卒業
- 同　年　福岡歯科大学口腔外科学第2講座入局，助手
- 1986年　歯学博士（九州歯科大学）
- 1986年　福岡歯科大学講師
- 1992年　日本口腔外科学会指導医
- 1997年　福岡医療短期大学歯科衛生学科教授
- 2019年　医療法人社団広仁会広瀬病院　歯科口腔外科部長

松井　恭平

- 1973年　東京歯科大学卒業
- 1990年　千葉県立衛生短期大学教授
- 2009年　千葉県立保健医療大学教授
- （〜2013年）
- 2019年　千葉県立保健医療大学名誉教授

山田　小枝子

- 1982年　岐阜歯科大学附属歯科衛生士専門学校（現朝日大学歯科衛生士専門学校）卒業
- 1995年　朝日大学歯科衛生士専門学校教務主任
- 2007年　中部学院大学人間福祉学部卒業
- 2018年　朝日大学歯科衛生士専門学校副校長

※本書は『最新歯科衛生士教本』の内容を引き継ぎ，必要な箇所の見直しを行ったものです．

歯科衛生学シリーズ
歯科機器　　　　　　　　　　　　　　ISBN 978-4-263-42627-2

2023 年 1 月 20 日　　第 1 版第 1 刷発行
2024 年 1 月 20 日　　第 1 版第 2 刷発行

監　修　一 般 社 団 法 人
　　　　全 国 歯 科 衛 生 士
　　　　教 育 協 議 会

著　者　末 瀬　一 彦ほか

発行者　白 石　泰 夫

発行所　医歯薬出版株式会社

〒113-8612　東京都文京区本駒込 1-7-10
TEL.（03）5395-7638（編集）・7630（販売）
FAX.（03）5395-7639（編集）・7633（販売）
https://www.ishiyaku.co.jp/
郵便振替番号 00190-5-13816

乱丁，落丁の際はお取り替えいたします　　　　　印刷・木元省美堂／製本・皆川製本所
Ⓒ Ishiyaku Publishers, Inc., 2023. Printed in Japan